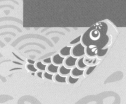

月刊 精神科看護
THE JAPANESE JOURNAL OF PSYCHIATRIC NURSING

2021.5 CONTENTS
vol.48 通巻 345 号

特集

JN091258

認知症看護を
深める臨床推論

※今回の『クローズアップ』は休載させていただきます。

認知症看護を深める臨床推論

◎ 類・認知症を含む認知症の分類・症候

本稿では，認知症の分類・鑑別，認知症（類・認知症を含む）で見られる症候について詳しく解説する。認知症のタイプや病態を知ることが適切な認知症看護の第1歩となる。

◎ 臨床推論を認知症看護に活かす

認知症への適切なケアは，経過に伴って変化する症状や状態の特徴と画像検査を含む客観的なデータを活用した臨床推論によって達成される。

◎ 老年期精神障害を鑑別するための臨床推論

非けいれん性てんかんを主病名に入院となったケースへのかかわりをつうじて，眼前で生じている症候などの観察にもとづいた臨床推論により，もっとも適切なアプローチを探る。

◎ 精度の高いアセスメントを可能にする連携と共有

「認知症」という枠組みにとらわれすぎると，見逃すものがある。本稿では，当初，認知症として対応をされていたケースをつうじて見えてきた「別のかかわり」を紹介する。

特集にあたって

◎編集部

臨床推論とは「症候から患者の診断をつけるまでの思考過程をいう。看護師は診断をつけるわけではないが，医師が行う臨床推論を看護師が用いることができれば，患者の病態を的確に把握し，緊急度や重症度の判断ができ，患者の状態に合ったタイムリーで的確な看護が提供できる（本文より）」をいいます。

認知症のタイプは各種検査やCTやMRIによる画像所見から臨床診断を行うことになるわけですが，症状像は刻一刻と変化するため，「コレ」と定めることは容易ではないと思います。そうであるとすれば，看護のアプローチもその時点での症状をみてとり，臨床推論を行い，看護介入を修正する必要

が出てきます。本特集では「ケアしながらの」臨床推論にもとづく，その患者の状態像に応じた最適な認知症ケアの方法について紹介します。

冒頭では，あらためて認知症の分類やその鑑別，また認知症でみられるさまざまな症候についておさらいしていきます。続く3つの事例は，当初の診断にもとづいて看護アプローチを進めていった結果，なんらかの「看護の手ごたえのなさ」を感じることになり，臨床推論を行ったものです。臨床推論にもとづいてケアアプローチを調整し，看護を進めていくことで，本来働きかけるべき病態にたどりつき，効果的な看護を展開した事例をご参考いただければ幸いです。

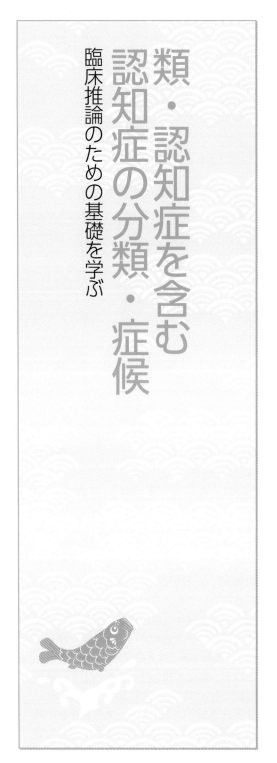

類・認知症を含む認知症の分類・症候

臨床推論のための基礎を学ぶ

執筆者

医療法人社団智聖会安藤病院脳神経外科
（兵庫県尼崎市）
医師
蒲 恵藏 かば けいぞう

はじめに

　認知症発症の頻度は年齢に相関する。2012（平成24）年の統計で，65歳以上で7人に1人，団塊の世代が後期高齢者となる2025（令和7）年の時点では5人に1人が認知症を発症すると推定されている[1]。一方で高齢になればなるほど，アルツハイマー型認知症に代表される典型的な認知症とは経過や予後が異なる，可逆性であったり，治癒可能であったりする類・認知症とでもいうべき疾患群も増加することが予想される。

　この稿では，認知症の分類やその鑑別，また認知症で見られるさまざまな症候のいくつかについて簡略に述べてみたい。認知症の臨床推論での一助となれば幸いである。

　なお以下の本稿では，次の略語を用いることとする。アルツハイマー型認知症（以下，AD），前頭側頭型認知症（以下，FTD），レビー小体型認知症（以下，DLB），脳血管性認知症（以下，VaD），嗜銀顆粒性認知症（以下，AGD），軽度認知障害（以下，MCI），パーキンソン病（以下，PD），行動心理症状（Behavioral and Psychological Symptoms of Dementia：以下，BPSD）。

認知症の分類

1）AD

ADを患った父親の介護体験をつづった『父よ，ロンググッドバイ—男の介護日誌』のまえがきで，著者（盛田隆二）は次のように書いている。「アメリカではアルツハイマー型認知症をロンググッドバイと呼ぶことがある（中略），父は少しずつ記憶を失くしてぼくの前からゆっくりと遠ざかっていった」[2]。

認知症として，もっとも高頻度（＞50％）のADで症状の第一の特徴は記憶障害である。初期には近時記憶やエピソード記憶の障害が目立つが，同様の傾向を示す加齢による記憶低下との区別は必ずしも容易ではない。病期が進むとBPSDが加わり，治療や介護を困難にする。徘徊がその代表的な症状で，外出したもののその目的を忘れる，場所の見当がつかないなどの記憶障害や見当識障害が原因となっている。そのほかで診察時にしばしば見られる症状として，取り繕い，振り返り，つきまとい，日没症候群などがある。

ADの病理所見の特徴として，ニューロン外の老人斑とニューロン内の神経原線維変化があり，前者はアミロイドβの蓄積，後者は異常タウタンパクで構成されている。それらの病的な意義はなお仮説の域を出ないが，いずれもADのバイオマーカーで，それらの蓄積はAD発症の20年近くも前から始まっているとされる。アミロイドβの蓄積をPET検査で画像化したアミロイド・イメージングはADの有力な診断法で，その使用についてはアミロイドPETイメージング剤の適正使用ガイドライン（2017年）が作成されている。アミロイド・イメージングの結果では，アミロイドβの蓄積は特に頭頂葉楔前部〜後部帯状回，頭頂葉，前頭連合野などに認められ，この傾向はSPECTでの血流低下の領域に一致していた。

2）FTD

ADと比べて若い年齢で発症する認知症で，発症年齢の平均が59歳という報告もある[3]。大脳の前方（前頭葉や側頭葉前部）にさまざまなパターンで萎縮があり，背景の病理所見にも違いがあって生じる認知症で，行動異常型と言語障害型に大別されるが，今回は特に臨床の場でしばしば治療や看護・介護に難渋する行動異常型について述べる。

現場で遭遇する行動異常のタイプとして，脱抑制，アパシー（後述），常同行動がある。前頭葉障害による脱抑制を示す症状として，自己本位の行動パターンや人格障害などが見られる。やはり前頭連合野や前部帯状回の障害が背景にあるアパシーもまた早期から出現しやすい。

アパシーの背後に隠れて衝動性があり，アパシーが強いほど衝動性も強い[4]。たとえば，周囲に無関心で何時間もイスに座ってじっとしていた後にはじめて起こす行動が，本人の身に危険が及ぶような衝動的で制御不能な激しい動作であったりする。こだわりが強く，常同行動が見られるのも特徴の1つである。

無目的に歩くという行動で，ADでの徘徊とは対照的に同じところをグルグルと歩き回る周回という異常行動がしばしば見られるが，これも常同行動の表れと解釈できる。ADと違い，HDS-Rなどの認知症テストの結果が必ずしも日常生活動作（ADL）に反映しない特徴ももつ。

ごく端的にADとFTDの鑑別点をあげれば，発病初期に目立つ症状の違い（記憶障害か問題行動か）となる。

3) DLB

幻視やパーキンソン症状が中核症状であるDLBの病理所見の特徴は，ニューロンに出現するレビー小体であり，この所見はPDと同じである。PDでは経過中に認知症を発症するリスクが健常者の4～6倍と高く[5]，このことからもDLBとPDで共通した病態生理が存在すると推測される。臨床的にも嗅覚障害，自律神経障害，REM睡眠行動障害などPDと共通した症候が多く，これらの症状の組み合わせはADなどほかの変性性認知症との鑑別点になり得る。うつ気分や不安，便秘などが初期の症状であることも少なくなく，また経過中に認知機能の変動が見られるなどの特徴があり，診断に苦慮する場合もある。幻視などの症状に対して用いる抗精神病薬で有害事象（突然の意識障害など）を生じることがあり，投薬に注意を要する。

4) VaD

ADについで多い病型であり，特に65歳未満の認知症（若年性認知症）の原因として最多である。運動麻痺などの神経脱落症状を伴う認知症で，脳卒中の既往があり，画像検査で病巣が特定されている場合には，その診断は比較的容易である。卒中発作の再燃で認知症状が階段状に悪化するのもVaDの特徴にあげられる。

VaDの原因となりやすい両側性の多発性小病変では，嚥下困難や構音障害など，延髄病変による下位脳神経障害に似た仮性球麻痺と呼ばれる症候がしばしば出現する。情動調節障害（い

わゆる感情失禁）もVaDによく見られる症状の1つである。高齢者の場合にはADとの合併に注意する必要がある。実際，高齢の認知症患者1,000人以上の剖検例からの検討では，ADであった86％のうちVaDとの混合型が22.6％だったと報告されている[6]。

5) AGD

比較的新しく認識された認知症の病型で，ニューロン内に証明される嗜銀顆粒が病理学的特徴である。易怒性や行動異常などFTDと類似の症状を呈するも高齢者に多く，病状の進行は緩徐で，記憶障害も軽度な状態で経過する傾向にある。日常生活では自主性が保たれている例が多く，早期から生活の自立度が低下するADとは対照的である。

6) MCI

本人に記憶障害の自覚があり，まわりの人もそのことに気づいているにかかわらず，日常生活には支障なく，画像検査や全般的な認知機能の評価で異常を認めない状態をMCIと呼ぶ。平均79歳の高齢者を対象としたMayo Clinicの調査では正常人でADの発症が1～2％／年であるのに比べ，MCIでは発症率が12％／年であり，MCIはADの前段階と報告している[7]。また，70～91歳を対象としたMCIで見られるBPSDの検討で，正常人と比べ抑うつやアパシー，易怒性などが有意に多かった。ただし加齢によってもMCIに似た症状が出現するので，この状態をADの前段階としてのMCIと区別するのは必ずしも容易ではない。ADとMCIでBPSDを比較検討した報告では，抑うつやアパシー，易怒性は両者で共通する一方，幻覚や食事習慣の変

調はADで多く見られた[8]。いずれにせよMCIが疑われるケースでは，HDS-Rなどの認知症テストや画像検査で定期的に経過観察する必要がある。

類・認知症

1）慢性硬膜下血腫

慢性硬膜下血腫は比較的軽微な頭部外傷の3週間～3か月後に生じる外傷性頭蓋内血腫で，高齢者の男性に多いとされる。高齢者では，血腫による頭蓋内圧亢進症状（頭痛や意識障害）より徐々に進行する認知症状（記憶や見当識障害，アパシーなど）を呈する傾向にある。飲酒癖があって転倒などによる外傷を受けやすい高齢者でこのような症状が見られる場合には，鑑別診断として常に慢性硬膜下血腫を念頭におく必要がある。画像所見は特徴的で，また局所麻酔下の穿頭術で実施される手術も低リスクであり，診断さえつけば予後は良好である。

2）正常圧水頭症

通常の水頭症と違い頭蓋内圧の上昇がないにもかかわらず脳室拡大が見られる疾患群が正常圧水頭症で，くも膜下出血の後に出現する続発性と原因不明の特発性に分類される。一般的な認知症との鑑別が必要なのは後者で，疫学調査で有病率はパーキンソン病の2倍前後とも報告されており[9]，決してまれな病態ではない。症状としては歩行障害，尿失禁，認知症の3徴があげられ，いずれも脳室拡大に伴う前頭葉障害が原因と推定される。

3徴のなかでは特に歩行障害が初発症状とな

りやすい。認知症状でもっとも早期に表れやすいのは注意障害や遂行機能障害で，記憶障害は後期で出現する。ADやFTDなどと違いBPSDの出現頻度は低い。画像では，高位脳溝の狭小化と脳底槽の拡大を伴う脳室拡大が特徴的所見だが，時に脳萎縮に伴う脳室拡大との鑑別が必要となる。シャント術により症状の改善を期待できるが，一方でほかの認知症との併存もまれでなく[10]，たとえばシャント術後にBPSDが出現するような場合にはADなどの併存を疑う必要がある。

3）良性脳腫瘍（髄膜腫）

良性腫瘍として代表的な髄膜腫で，前頭蓋底に発生し長い時間をかけて前頭葉を下方から圧迫するような局在のものでは巣症状が出にくく，記憶や見当識の障害，注意機能や遂行機能の障害など，前頭葉障害による認知症状を呈することが珍しくない。うつに続発した認知症の診断で3か月以上精神科に通院した後に画像検査で診断された自験例（60代，女性）では，前頭蓋底に巨大な髄膜腫が見られた。

4）甲状腺機能低下症

エネルギー代謝に必須な甲状腺ホルモンの低下は，うつや認知症の原因となることがよく知られている。日本の『認知症疾患診療ガイドライン2017』[11]でも，実施すべき項目として甲状腺機能検査があげられている。しかし同時期の調査では，認知症の診断で抗認知症薬を新規に処方された65歳以上の患者26万以上の症例で，甲状腺機能検査が実施されたのは1／3にすぎなかったという結果が報告されている[12]。症状としてはうつ気分や記憶障害，アパシーなどが

出現しやすい以外に，せん妄や幻覚が見られることもある。甲状腺機能低下の症状である徐脈や皮膚の乾燥などが通常の認知症との鑑別に役立つことがある。

症候論

1) アパシー

無関心，感情鈍麻などと訳され，目的に向かって行動を起こそうとするモチベーションの障害，欠如と定義される。徘徊や妄想などのBPSDが目立つADでも，アパシーの頻度は少なくない。アパシーの原因となるのは前頭連合野や前部帯状回を含むネットワークの障害であり，FTDでもアパシーは特徴的な症状の1つである。そのほかで，PDや統合失調症，脳卒中後，重症頭部外傷後などの多くの疾患で共通して表れる。

2) せん妄

以前は認知症で合併することが多いため，せん妄を認知症のBPSDと解釈していたが，最近になって両者は別の疾病群とされ，認知症の診断基準では，せん妄の除外が必須条件となっている[13]。

せん妄は急激に起こる意識障害の一型で，不穏，易刺激性，幻覚，暴言などを伴い，理解や判断が困難となる状態をさす。症状は動揺し，夕方から夜間に増悪する傾向がある。幻覚や暴言など認知症と似た症状が見られる場合は，せん妄の特徴である意識障害があるかどうかがその鑑別点になる。せん妄の機序として，神経伝達物質としてはアセチルコリンやドパミン[14]が，

神経回路の検討からはデフォルト・モード・ネットワーク（以下，DMN）の関与[15]が示唆される。前者は薬剤で一過性に生じるせん妄を説明し，また後者はDMNを担う後部帯状回や前頭連合野に機能不全が生じているADやDLBでせん妄が起こりやすい現象を説明している。

3) 健忘

一定期間内の記憶が損なわれた状態であり，通常は一過性である。記憶障害の時間区分や内容での特徴として，即時記憶や手続き記憶に障害がない一方で，近時記憶やエピソード記憶の障害が目立つ。健忘のほとんどは認知症とは関係しないが，類・認知症としてビタミンB1欠乏によるコルサコフ症候群や，アセチルコリン作動系が集中する前脳基底部の損傷（前交通動脈破裂などに合併）による顕著な健忘に注意する必要がある。

4) 徘徊

治療や介護の現場でもっとも対処困難なBPSDである徘徊の背景には，記憶障害や見当識障害がある。用事を思いついて外出してもすぐに用事を忘れたり，自分がいる場所や時間の見当を失ったりすることが徘徊につながる。現在と過去の自分の区別が困難となり，職場に出かけたり，子どもを迎えに外に出たりする。記憶障害や見当識障害に由来する不安や焦燥から身のおき所がなくなり徘徊が始まることもある。さまざまな要因で生じる徘徊に共通して有効な対処法はなく，さまざまな神経回路が損なわれ混沌の森に迷い込んだ患者を連れ戻すのは容易ではない。物理的にも心理的にもひたすら患者に寄り添うしか方法がないように思える。

5）暴言暴力

暴言暴力の背景にあるのは怒りである。ヒトが生命への脅威を感じ，その状況から逃れられないと知ったときに，交感神経の賦活を伴って怒りが生じる。関連領域として，怒りを発火する（drive）のが扁桃体などの大脳辺縁系，そうして生まれる怒りを抑制する（brake）のが前頭連合野や前部帯状回である。これらの関連領域の不均衡が，衝動的で病的な怒り（暴言暴力）の誘因となる。

怒りのブレーキ役を果たす前頭連合野の萎縮が目立つFTDでは，ADなどと比べ暴言暴力を生じる頻度がさらに高い。扁桃体ハイジャックと呼ばれる状況がある。これは怒りという感情をどうにもコントロールできなくなり，後先を省みない行動を誘発することであり，煽り運転などがその好例である。ヒトが怒りによりしばしば非合理的な行動に走るのは脳の生得的な機能であるに対し，その感情をコントロールするのは前頭連合野が中心的な働きを担う学習行為である。長い時間をかけて培ってきた後者の機能を失うのが認知症の特徴ともいえる。

6）情動調節障害

端的にいえば不随意な「泣き笑い」である。自分の意志とは無関係に起こる，非自発的で制御困難な情動反応で感情失禁とも呼ばれる。認知症ではVaDやAD，そのほかで筋萎縮性側索硬化症，多発性硬化症，頭部外傷後遺症などに合併する。大脳（前頭葉）から橋〜小脳を結ぶ回路の障害がその原因として指摘されており，その結果として泣き笑いなど情動に関連した表情をつくるモノアミン系神経伝達物質（セロトニンやドーパミンなど）の機能不全が起こると推定されている[16]。

7）睡眠障害

認知症と睡眠障害は双方向的に影響し合う[17]。認知症の60〜70％に睡眠障害があるとされる[18]。一方で，たとえばADの発症に関係があるとされるアミロイドβは睡眠時に脳から排除されることにより，睡眠障害がADの発症に影響することが明らかとなっている[19]。認知症で表れる睡眠障害の具体例として，過度の昼寝や日中の眠気，不眠，REM睡眠行動障害（RBD），睡眠時無呼吸症候群（SAS）などがあげられる。またヒポクラテスの時代にすでに記載がある日没症候群（日没時に認知症状が出現，悪化しやすい）も，その背景に睡眠障害があると考えられる。良質の睡眠は記憶の固定に必須であるとされ，睡眠障害が認知症での記憶障害に関与する可能性もある。

余談だが，われわれの体が新型コロナウイルスと戦う免疫は記憶機能の一種である（免疫記憶）。免疫記憶は入眠後すぐのNREM睡眠の間で増強され長期化する[20]。特に新型コロナウイルス感染が重篤化しやすい高齢者では，質のよい睡眠を確保することが感染対策として重要であろう。

8）歩行障害

神経疾患で歩行障害はよく表れる症状の1つだが，認知症で見られる歩行障害についてはあまり論じられていない。認知症状に歩行障害を伴っている場合には，VaDでの巣症状としての痙性歩行，PDに後発した認知症での小刻み歩行や突進歩行，また正常圧水頭症でのやや歩幅の広いすり足歩行などの鑑別が必要である。

また認知症を合併する難病である進行性核上性麻痺や大脳皮質基底核変性症ではパーキンソン症候群が見られるが，当初は振戦や筋固縮などの症状が目立つ典型的なPDと異なり，その病期の早い時期から歩行障害が出現する特徴がある。

おわりに

つきつめれば認知症の原因は，ニューロンの喪失とニューロン機能を支える神経伝達物質の変調にあると考えられる。近年の研究で，損傷後に再生は起こらないと長く信じられていたニューロンやシナプスに再生，再構成が起こる（neuroplasticity）ことが明らかになり，たとえばリハビリテーションの現場では使用依存性可塑性（use dependent plasticity）を根拠としたパラダイムシフトが生じている。認知症でもneuroplasticityという観点からの介護や治療へのアプローチが考えられる。

たとえば，味やにおいの記憶は情動を伴って蘇りやすいことなどの研究結果から，これらの感覚刺激は特に海馬系や扁桃体系に強く働くことが示唆されている。海馬や扁桃体はアルツハイマー型認知症などでニューロンの変性・喪失が特に進んでいると推定される部位であり，認知症の介護や治療の現場で嗅覚刺激や味覚刺激を有効に用いることで，ニューロン再生の手がかりが得られる可能性がある。

神経伝達物質の変調が認知症の発症に関与する。したがって認知症の病態生理を理解するためには，神経伝達物質そのものの分布や代謝を知ることが重要となる。近年，ニューロンの活動性をリアルタイムに評価するfMRIやテンソルイメージにSPECTやPETなどの検査法を組み合わせて，神経伝達物質の動態をより詳細に知ることが可能となってきた。何がどこで不足しているのか，何がどこで過剰になっているのかなどを把握することで，認知症に対する根本的な治療への糸口が見つかるかもしれない。

さて，どの領域であれ医療の仕事に携わる者にとって重要なのは，ジェネラリストとしての知識を習得し，それを生かしスペシャリストとして専門的な技量を発揮することにある。そのような観点を認知症の医療や介護にあてはめると，ジェネラリストとしてさまざまなタイプの認知症の特徴を知ったうえで，スペシャリストとして個別の症例にもっとも有効な治療や介護の方法を見出すということになる。

たとえば，代表的な周辺症状である徘徊について考えてみる。無目的に歩くという点ではADなどで見られる徘徊とFTBで見られる周回はよく似ている。また徘徊の背景が，記憶障害や見当識障害のような認知症の中核症状もあれば，うつ気分や不安のような周辺症状の場合もある。それぞれの状況で異なるであろう対処法を見出すためには，まず認知症のタイプやその病態などについての理解が必要となる。これがジェネラリストとしての態度である。しかし，認知症のタイプや病態について正しい理解を得られたからといって，すぐに対処法が見つかるわけではない。次に，徘徊を示す症例にどのような背景があるのかを分析するのがスペシャリストとしての技量となる。徘徊に見える行動に対する周囲からのアドバイスに患者本人がある程度の理解を示すようなら，何かの代替案を示すことでその異常行動をやめさせることができ

るかもしれない。もっと端的には，うつや不安がその背景にあるなら，薬物治療が症状を緩和させるかもしれない。

　何がジェネラリストの知識をスペシャリストの技量に反映させ得るのか。誤解をおそれずいうなら，患者の一挙手一投足を観察することがそのヒントになると思われる。

〈引用・参考文献〉
1）内閣府：平成29年版高齢社会白書. https://www8.cao.go.jp/kourei/whitepaper/w-2017/html/gaiyou/index.html（2021年3月29日最終閲覧）
2）盛田隆二：父よ，ロング・グッドバイ　男の介護. 双葉社, 2016.
3）Howard S Kirshner：Frontotemporal dementia and primary progressive aphasia, a review. Neuropsychiatric Disease and Treatment, 10, p.1045–1055, 2014.
4）L. Passamonti, C.J. Lansdall, J.B. Rowe：The neuroanatomical and neurochemical basis of apathy and impulsivity in frontotemporal lobar degeneration. Current Opinion in Behavioral Sciences, 22, p.14–20, 2018.
5）Dag Aarsland, Martin Wilhelm Kurz：The epidemiology of dementia associated with Parkinson disease. Journal of the Neurological Sciences, 20（3）, p.18-22, 2010.
6）Kurt A Jellinger：Clinicopathological analysis of dementia disorders in the elderly–an update. Journal of Alzheimer's Disease, 9(3 Suppl), p.61-70, 2006.
7）R C Petersen, G E Smith, et al.：Mild cognitive impairment—clinical characterization and outcome. Archives of neurology, 56（3）, p.303-308, 1999.
8）Lena Sannemann, Ann-Katrin Schild, et al.：Neuropsychiatric symptoms in at-risk groups for AD dementia and their association with worry and AD biomarkers-results from the DELCODE study：Alzheimer's Research & Therapy, 12（1）, p.131, 2020.
9）森悦郎：特発性正常圧水頭症. 日本内科学会雑誌, 100（8）, p.2187-2194, 2011.
10）J Golomb, J Wisoff, et al.：Alzheimer's disease comorbidity in normal pressure hydrocephalus—prevalence and shunt response. Journal of Neurology, Neurosurgery and Psychiatry, 68（6）, p.778-781, 2000.
11）一般社団法人日本神経学会監，認知症疾患診療ガイドライン作成委員会編
認知症疾患診療ガイドライン2017. https://www.neurology-jp.org/guidelinem/nintisyo_2017.html
12）Sakata N, Okumura Y：Thyroid function tests before prescribing anti-dementia drugs—a retrospective observational study. Clinical Interventions in Aging, 13, p.1219–1223, 2018.
13）長谷川典子，池田学：認知症とせん妄. 日本老年医学会雑誌, 51（5）, p.422-427, 2014.
14）Tammy T Hshieh, Tamara G Fong, et al：Cholinergic deficiency hypothesis in delirium：a synthesis of current evidence. Journals of Gerontology Series A Biological Sciences and Medical Sciences, 63（7）, p.764–772, 2008.
15）Soo-Hee Choi, Hyeongrae Lee, et al.：Neural network functional connectivity during and after an episode of delirium. American Journal of Psychiatry, 169（5）, p.498–507, 2012.
16）Rebecca R King, Jeffrey P Reiss：The epidemiology and pathophysiology of pseudobulbar affect and its association with neurodegeneration. Degenerative Neurological and Neuromuscular Disease, 3, p.23-31, 2013.
17）Yo-El S Ju, Brendan P Lucey, David M Holtzman：Sleep and Alzheimer disease pathology—a bidirectional relationship. Nature Reviews Neurology, 10（2）, p.115-119, 2014.
18）B Guarnieri, F Adorni, et al.：Prevalence of Sleep Disturbances in Mild Cognitive Impairment and Dementing Disorders: A Multicenter Italian Clinical Cross—Sectional Study on 431 Patients. Dementia and Geriatric Cognitive Disorders, 33（1）, p.50–58, 2012.
19）Susanna Cordone, Ludovica Annarumma, et al.：Sleep and β-Amyloid deposition in Alzheimer disease—Insights on mechanisms and possible innovative treatments. Frontiers in Pharmacology, 10, p.695, 2019.
20）Björn Rasch, Jan Born：About sleep's role in memory. Physiological Reviews, 93（2）, p.681-766, 2013.

臨床推論を認知症看護に活かす

原因疾患を見極め看護介入の修正をした事例をとおして

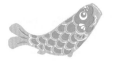

執筆者

一般財団法人仁明会精神衛生研究所
（兵庫県西宮市）
副所長
大塚恒子　おおつか つねこ

はじめに

　認知症の診断は，問題となる状態が認知症であるのかの判断を行い，認知症の原因を絞り込む作業といわれている[1]。原因疾患は多彩であり，中枢神経系疾患のみならず，全身の代謝性疾患や頭蓋内病変により発症する[2]。原因疾患が治療可能な場合には認知症の回復が可能であるが，適切な時期に治療がなされなければ不可逆的な認知機能障害が固定する[3]。認知症の適切なケアは，認知症をひとくくりにせず，原因疾患の病態を理解して対応のポイントを知ることと，経過に伴い変化する症状や状態の特徴を踏まえた看護を行うことである[4]。

　筆者らは認知症の疑いで入院した対象者に対して，慢性硬膜下血腫（以下，CSDH）を認めたため，症状改善への対応としてCSDHのケアを提供した。しかし，呈する症状や画像検査から前頭側頭型認知症またはアルツハイマー型認知症と判断しなおし，看護介入を修正した。筆者らはこの事例をとおして認知症の適切なケア提供に臨床推論の重要性を確認した。

　なお，事例の紹介にあたっては患者の了解が得られないため家族に研究の目的，個人情報の保護，同意と撤回の自由，公表の意思について説明して同意を得て，所属施設の倫理委員会の

承認を得た。

看護における臨床推論とは

臨床推論は症候から患者の診断をつけるまでの思考過程をいう。看護師は診断をつけるわけではないが，医師が行う臨床推論を看護師が用いることができれば，患者の病態を的確に把握し，緊急度や重症度の判断ができ，患者の状態に合ったタイムリーで的確な看護が提供できる。さらに臨床推論を看護に置き換えるならば，患者とその家族を対象に，看護判断にもとづく最良の看護行動を起こすための思考過程といえる。したがって，看護師は患者の身体面，社会面，心理面の各側面から健康と生活についての反応や現象を多面的にアセスメントしている。その過程では，患者の健康問題の仮説を立て，仮説の検証のために情報を集め，その健康問題の原因となっている疾患や病態についての情報収集や解釈を行い，健康問題の核心を見極め，看護計画を立案し看護を提供している。

事例紹介

患者は60代後半の女性で，32歳ころより精神科への通院歴や入院歴があるが詳細は不明であった。53歳からBクリニックでうつ病で加療していたが，62歳のときにタクシーの無賃乗車で警察に保護され精神科単科のA病院に入院し，双極性障害と診断された。退院後，Bクリニックで治療を受けていた。双極性障害による生活の困難があり，離婚した家族と疎遠のために3か月前に施設入所となった。

不潔行為，脱衣行為や徘徊があり，転倒をくり返し，対応困難となりA病院に入院した。入院時の頭部CT画像の所見で両側のCSDHと左後頭部に皮下血腫が見られ，CSDHは保存療法を選択した。

入院の経過に伴う臨床推論と看護介入

1）入院当日

施設での状態から，認知症を推定して入院受け入れの準備を行った。うつ病と認知症の親和性は高い[5]。また，双極性障害であると認知症に移行する確率がうつ病の約1.5倍に高まる[6]。そこで，アルツハイマー型認知症の中核症状による認知機能障害や，不潔，脱衣行為，徘徊などの周辺症状を呈していると考えた。また，転倒は長谷川式簡易知能評価スケール改訂版（HDS-R）の30点満点中14点以下になると転倒が増加し，8.5点以下になると大半に転倒がみられる[7]ことから，認知症中期を予測した。入院時の観察で，ふらつきが顕著で全身の打撲痕と全額部の発赤腫脹，左頭部の腫脹を確認し，頻回な転倒がくり返される認知症の中等度に進行していると判断した。簡単な返答はあるが会話は続かず，食事は手づかみで食べるなどの日常生活の障害がみられ，認知症の定義となる「知的能力が失われ日常生活や社会生活が営まれなくなった状態」[8]を確認し，中核症状と周辺症状を呈するアルツハイマー型認知症中期と推論した。

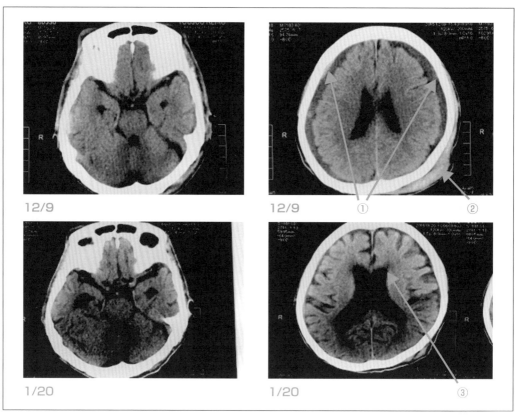

図1　入院翌日（12/9）と3週間目以降（1/20）のCT画像
①はCSDH，あるいは外傷性硬膜下水腫。②は頭部打撲後の皮下血腫（コブ）。コブの具合からは，画像のような脳の状態で頭部外傷が起こり，一部に出血を伴う外傷性硬膜下水腫を生じた可能性がみてとれる。③脳室周囲の低吸収域。典型的でなくわかりにくいが，脳室周囲に低吸収域があり，年齢相応の虚血性変化の所見か。

2）入院翌日から43日間

　入院翌日のCT画像で，両側のCSDH（または外傷性硬膜下水腫）と，左後頭部から頭頂部にかけての皮下血種が見られた（図1）。外傷性硬膜下水腫は外傷後数日の所見で，3週間目以降にCSDHに移行するが，直近の打撲による大きな皮下血腫ともども，頻回の転倒による頭部外傷によってCSDHを発症し，認知機能障害や失禁，歩行障害などの症状[9]を呈したと推論した。つまり，双極性障害から認知症に移行した

ことによる症状という推論から，頭部外傷によるCSDHで，認知症と類似する認知機能障害や歩行障害を呈していると修正した。CSDHは治癒する認知症で手術適応であるが保存治療を選択したために不穏状態は依然強く，理解や協力が得られず，転倒しての病状悪化やさらなる血腫の発症予防に向けて身体拘束を実施した。

　ところが，手指のかさぶたを剥がし出血させる自傷行為，紙オムツや便，毛髪を引き抜いて口に入れる異食行為がみられた。奇異な異食行

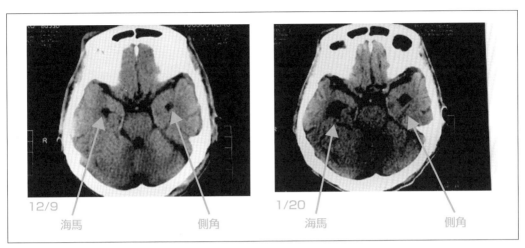

12/9　海馬　側角

1/20　海馬　側角

図2　入院翌日（12/9）と入院44日目（1/20）のCT画像

動は拘束のストレス反応と推論し，日中は拘束を解除して車イスに移乗し，転倒予防をはかりながら塗り絵や合唱などの作業療法を取り入れた。しかし，誤嚥性肺炎をくり返し点滴治療が必要となる状況が継続し，拘束の解除は困難な日々が続いた。

3）入院44日目から177日間

入院44日目のCT画像で血腫は吸収されていたが，脳室拡大，海馬・側角萎縮が顕著であった（図2）。わずか44日で脳萎縮が進行することは推察しにくく，CSDHによる圧排が改善し，本来の脳の状態像に戻ったと推論した。画像的には病的な前頭葉萎縮といえず，海馬の相対的な進行性萎縮が目立ち，アルツハイマー型認知症の診断が妥当であるとも考えられた[10]。しかし，奇異な異食行為が目立つことから，前頭側頭型認知症のクリューバー・ビューシー症候群[11]ととらえて看護介入すべきであると考えた。前頭側頭型認知症の診断は，CTやMRIによる画像所見，SPECT（血流評価）やPET（代謝評価）が必要とされるが，臨床症状の特徴や経過が優先されているのも事実である[12]。また，クリューバー・ビューシー症候群は，前脳基底部の機能低下や両側性の内側側頭葉（特に扁桃体）病変とされており，アルツハイマー型認知症患者が呈する場面もある。本来は前脳基底部の萎縮を判読し診断すべきであり，MRIでの冠状断や矢状断が必要[12]とされるが，MRIの設備がないので臨床症状から前頭側頭型認知症と推論した。

クリューバー・ビューシー症候群による異食行為は，前脳基底部の機能低下や両側性の内側側頭葉病変による不可逆的な症状であり，拘束で予防をはかるとエンドレスになると判断した。つなぎ服やミトンを除去し，徘徊に寄り添い，制止や説得はせずに作業療法を継続した。棒体操の棒に貼ってあるビニールテープをはがして食べようとすることはあったが，折り紙を食べることはなかったので，折り紙，棒体操，塗り絵，計算ドリル，歌を一緒に歌った。色塗りは色の選択はできたが，なぐり書きのようでていねいに塗ることはできず，色鉛筆をなめた

りかじることや，紙を口に入れる行為はあったものの頻繁には見られなかった。窒息の危険度の高い紙オムツのポリマーの異食とほかの行為を区別して見守りをした。しかし，紙オムツ，便，抜毛，車イスの座面を引きちぎり食べる，リネン類や衣類を噛むなど窒息の危険が続き，ミトンやつなぎ服，車イスの安全ベルトの全面的な解除ができない日々が続いた。

　拘束が全面的に解除できなかった背景の1つに，医療・看護の質を保障する医療安全に取り組んできた経緯が関与していた。安全対策はリスクを徹底的に排除することであり，ハイリスクな状態には拘束が必然となり解除の判断は困難になった[13]。2つ目に異食が偏桃体や前脳基底部の機能低下ととらえることができず，理解を得ようと記憶や理性をつかさどる前頭葉に働きかけて，前頭葉機能低下がみられる患者にさらなる混乱を招いたと推察された。

4）入院後220日目から59日間

　頻回なカンファレンスを行い，患者の安全を拘束によって予防するべきでないことをチームで共有し，つなぎ服や車イスの安全ベルトなどの拘束をすべて解除した。

　作業療法士による作業療法を継続し，看護職もケア提供の一環として作業療法を導入した。言語的な会話は困難であっても被影響性や常同症を活用して，歌を真似ることができたので一緒に口ずさむようにし，セルフケアも可視化してわかりやすく時間，場所や担当者を決めてかかわった。作業療法中は異食行為が中断していることに着目し，夕食後から就寝までは，ナースステーションで看護職と折り紙や塗り絵をして過ごし，就寝時にベッドに移乗させることを

実施してつなぎ服は使用せずに経過した。睡眠のリズムが整い，夜間帯もつなぎ服は使用しなかった。食行動の異常は，側頭葉機能低下によって聞こえていることがわからない聴覚失認，見ているものがわからない視覚失認により食物との区別ができないことの関与を検討していた。そこで，初期から言語の障害がみられるが反復言語や反響言語を応用し[14]，話しかけを多くして注意機能を転換したり，拾い食いができないよう環境の清潔を保つことや周囲に不要な物を置かない配慮を行っていた[14]。

　前頭側頭型認知症の初期は日常生活技能が残り，記憶や見当識，計算力は中期まで保たれているといわれている[14]。患者はゲームで得点の計算ができる，日時・季節や疎遠な家族の名前を述べ，DVD鑑賞時には「美空ひばりさん」という発言があった。そのため，患者は初期から中期の段階ステージにあることをチームで確認した。塗り絵を「男の子のランドセルは黒，女の子のランドセルは赤で靴は水色」と言いながら，画面のすべてを水色に塗る行為は，前頭葉機能低下に伴う実行機能障害と推論していた。そこで，セルフケア介入時はわかりやすくパターン化して，時間がかかっても不完全であってもいったんは本人に任せ，その後一緒に行う実行機能障害への対応を行っていた[14]。簡単な返答はできるが会話が続かないのは，前頭葉障害による会話を含む自発的活動性の減退ととらえ，言語による説明は混乱を招くので，言いたいことや望むことを代弁して端的に伝え，速急な意思決定を求めないように対応していた[14]。

　以上のことから，問題となる行動は，CT画像と照合して前頭葉・側頭葉に限局した病変であることを推論した。そのことにより安全性の確

保のために拘束で対応するのではなく，前頭側頭型認知症の特徴を踏まえたケア提供へと変換できたと推察する。

萎縮がみられる脳の可塑性への看護介入

　脳を構成する神経とそのネットワークは，固定したものではなく変化する能力があり，老化や障害により神経の機能単位がいったん消失した後も補填・回復するという可塑性がある[15]。変化は加齢とともに緩やかになるが，性質自体は失われず，80〜90代でも新しい知識を習得でき，能力が発揮できる[15]。可塑性を鑑みた看護介入について考察する。

1) 手続き記憶の活用

　手続き記憶は，同じ経験のくり返しにより獲得され，いったん形成されると，大脳基底核と小脳が中心的役割を果たす[16]。認知症はこの部位への障害が軽度であり末期近くまで維持する。計算，折り紙，棒体操，歌を歌うなどの活動を取り入れたことは可塑性への働きかけとなった。

2) 報酬系ドパミンの放出

　ドパミンは過去に快感を得ることができた経験を記憶する作用があり，快感の有無から経験したことを「好き・嫌い」という形で区別して記憶し，経験から「やりがい」という報酬を得て，ドパミンが放出される[17]。看護師から「上手にできましたね」とほめられ，失敗しない作業療法により報酬系のドパミンが放出され可塑性を促進させた。

3) 間違いを指摘しない

　「危ないので立ち上がらないでください」「髪の毛をむしって食べないでください」は，制止して理解を得ようとする前頭葉への働きかけであり，前頭葉機能が低下している患者はストレスとなり，焦燥や不安，暴言や暴力が増強する。叱ったり説得はせず，「散歩しましょう」と現実を示して活動性を転換したことが可塑性への働きかけになった。

4) 視覚的刺激を活用

　口頭での否定や修正は，記憶にとどめて段取りが立てられないので怒りや恐怖になる。視覚的刺激は感情をつかさどる扁桃体，他人との協調や行動調整を担う帯状回に働きかけ，海馬が視覚による感覚刺激をいままでの経験と関連づけてパターン化した行動が可能[18]となった。可視化したわかりやすい作業療法やセルフケアの工夫が可塑性を促進した。

5) 怒りや恐怖を避け安心感を与える

　扁桃体は一般感覚（五感）で得た情報から，情動を引き起こし，不快なことには恐怖や怒りを示して心拍数を増やす，嘔吐を起こすなどの自律神経の反応を引き起こす。笑顔や敬語は「大事にされている」と幸せな気分をもたらし，副交感神経が優位となり，内分泌系に作用してストレスホルモンの分泌が抑制される。また，帯状回からオキシトシンが分泌されて愛着を生み，不安の軽減や他者との交流を促し[18]，可塑性を促進した。

6) よいにおいや味覚の刺激を与える

嗅覚は扁桃体に入るとにおいに対する快，不快の反応を起こし，海馬への入力はにおいをめぐる記憶を思い出させる。扁桃体に入る味覚は，食欲，飢餓感，満腹感に関連し，味の記憶や食物の情動を思い出させる[18]。異食を避けるために不要な物をそばに置かず，食べ物の温かさや冷たさを配慮した食環境の調節が可塑性に関与した。

7) 良質な睡眠

深い睡眠は「嫌な記憶」を消去する機能があり，しっかり寝ると昼間に経験した恐怖などの「嫌な記憶（嫌な感覚）」が消えて，心の安らぎが得られる。不十分な睡眠はストレスホルモンを分泌させる。睡眠中に老廃物が排泄されるので，一晩の不眠だけでタウ濃度やβアミロイドの蓄積増加が見られる[18]。就寝前まで折り紙などを一緒に行い，就寝時は拘束を解除したことで良質な睡眠環境を整え，可塑性に関与できた。

8) Default Mode Network (DMN)

DMNは思考や行動ではなく，ぼんやりして何もしていないときのネットワークで，前頭前野，後部帯状回が活動し，脳が使用するエネルギーの75％がDMNで消費している[19]。これからの出来事に備えるためにさまざまな脳の領域をつなぐ脳内ネットワークを統括し，アイドリング状態を保っている。拘束を解除して日光があたる場所に移動し，ゆったりとした良質な環境の整備がDMNをつくり，可塑性に有効であった。

まとめとして

事例の経過は以下のとおりであった。

①施設での認知機能障害や転倒を既往の双極性障害から認知症に移行した症状と推論。

②入院翌日のCT画像から頻回の転倒は認知症によるものではなく，転倒の頭部外傷によってCSDHを発症し，歩行障害や認知機能障害を呈したと修正。治る認知症であり再転倒の予防を強化。

③44日目のCT画像で海馬と側角の顕著な萎縮が認められ，血腫による圧排が改善し本来の脳の状態である前頭側頭型認知症を推論してケア計画を修正。

④入院後220日目に改善しない異食の対応を，拘束をすべて解除し前頭側頭型認知症の特性を踏まえた看護介入に転換。

以上のことから認知症への適切なケアは，経過に伴って変化する症状や状態の特徴と，画像検査を含む客観的なデータを活用した臨床推論から原因疾患の病態を踏まえ，脳の可塑性に働きかける対応であることを確認した。

〈引用・参考文献〉
1）三好功峰：認知症　正しい理解と診断技法．中山書店, p.1, 2014.
2）一般財団法人仁明会精神衛生研究所監修，大塚恒子編：老年精神医学　高齢患者の特徴を踏まえてケースに臨む．精神看護出版, p.57, 2013.
3）三好功峰：大脳疾患の精神医学――神経精神医学からみえるもの．中山書店, p.107, 2009.
4）前掲書2）, p.172.
5）馬場元：うつ病から認知症への移行に関わる機序の一考察．精神神経学雑誌, 112（10）, p.1003-1008, 2010.
6）尾崎紀夫, 三村將, 水野雅文, 村井俊哉：標準精神医学 第7版．医学書院, p.361, 2018.

7）江藤文夫：高齢者の転倒の実態．老年精神医学雑誌，16（8），p.914-921, 2005.

8）前掲書3），p.109.

9）日野原重明，井村裕夫：看護のための最新医学講座 第13巻 第2版 認知症．中山書店，p.117-122, 2005.

10）前掲書1），p.206.

11）前掲書9），p.189-195.

12）前掲書3），p.242.

13）一般社団法人日本精神科看護協会：精神科看護を活用した認知症ケアマニュアル―認知症ケア加算の算定に必要な手順書．中央法規出版，p.42, 2018.

14）前掲書2），p.191-195.

15）武田雅敏編：新世紀の精神科治療 新装版 6 認知の科学と臨床．中山書店，p.230-283, 2009.

16）尾崎紀夫，三村將，水野雅文，村井俊哉：標準精神医学．医学書院，p.55, 2020.

17）大塚恒子：大脳辺縁系への働きかけによる認知症看護の有効性．仁明会精神医学研究，15（1），p.56-63, 2018.

18）大塚恒子：脳の構造・機能を利化して精神疾患や認知症に対応する．仁明会精神医学研究，16（2），p.73-85, 2019.

19）茂木健一郎：脳を鍛える茂木式マインドフルネス．世界文化社，p.110－122, 2017.

● 情報BOX

▶『ファーザー』5月14日（金），TOHOシネマズ シャンテ他 全国ロードショー

本年度アカデミー賞最有力！　83歳名優アンソニー・ホプキンス役者人生の集大成。
誰にでも訪れる老いの喪失と親子の愛をテーマにした心揺さぶる今年，最高の感動作

監督：フロリアン・ゼレール（長編監督一作目）
脚本：クリストファー・ハンプトン（『危険な関係』アカデミー賞脚色賞受賞），フロリアン・ゼレール
原作：フロリアン・ゼレール（『Le Père』）
出演：アンソニー・ホプキンス（『羊たちの沈黙』アカデミー賞主演男優賞受賞）
　　　オリヴィア・コールマン（『女王陛下のお気に入り』アカデミー賞主演女優賞受賞）
　　　マーク・ゲイティス（「SHERLOCK ／シャーロック」シリーズ）
　　　イモージェン・プーツ（『グリーンルーム』）
　　　ルーファス・シーウェル（『ジュディ 虹の彼方に』）
　　　オリヴィア・ウィリアムズ（『シックス・センス』）
　　　2020／イギリス・フランス／英語／97分／カラー／スコープ／5.1ch
　　　原題：THE FATHER ／字幕翻訳：松浦美奈

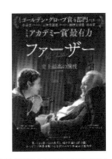

老年期精神障害を鑑別するための臨床推論

執筆者

一般財団法人仁明会精神衛生研究所
（兵庫県西宮市）
副所長
大塚恒子 おおつか つねこ

一般財団法人仁明会仁明会病院仁明会病院
（兵庫県西宮市）
看護師長
池渕重紀 いけぶち しげのり

はじめに

　高齢者では加齢に伴う身体機能の衰退と中枢神経系の機能低下が相互に作用し，高熱，疼痛，脱水などの身体症状が容易に生じて行動異常や神経症状に結びつく[1]。このような機序から生じる意識の変動や行動異常を伴う認知機能障害の原因を，認知症やほかの疾患から生じた二次的な認知障害，せん妄などを鑑別するのは必ずしも容易ではない。それぞれの原因疾患で治療がまったく異なることから，臨床推論を用いて鑑別を行い，推定された原因に応じた適切な対応を試みることが重要となる。今回，筆者らが経験した事例を通してその鑑別や対応について振り返ってみたい。

　なお，家族への説明が適切と考えて，個人情報の保護，同意と撤回の自由，公表の意思について説明して同意を得て，所属施設の倫理委員会の承認を得た。

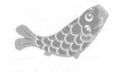

実践内容―入院前の経過

患者は80歳の男性である。きちょうめんで神経質な性格。A病院にX年5月から3か月間入院し,自宅に退院した。

入院前の経過として,大学卒業後,司法書士として75歳まで勤務した。67歳から不安や強迫傾向(確認行為)がみられBクリニックで通院を継続し,生活に支障はみられなかった。入院の1年前に意識レベルの低下がみられ,C脳神経外科病院に搬送された。眼球の右共同偏視と右半身の強直間代性けいれん,口部自動症を認めたが,頭部MRI検査で症状の原因となるような器質的病変はなく,てんかんと診断されて抗けいれん薬が開始となった。C病院への外来通院で治療を続け発作の出現はなかったが不眠が見られ,Bクリニックで眠眠薬を投与されたところ,意思疎通が不良となった。X年2月に,「元気が出ない」という訴えに対してベンゾジアゼピン系抗不安薬が投与されたが,「外出できない,目が見えにくい」という訴えがあり,その翌日に一過性の意識障害が出現し,C病院再診で2種類の抗けいれん薬の追加処方を受けた。

その後,周囲に対する反応性が断続的に低下し,またトイレで30分〜2時間ほどの間でくり返しシャツの裾をズボンに出し入れするような異常行動が出現し,非けいれん性てんかん重積状態を疑われて入院となった。入院後,抗けいれん薬がさらに追加処方されたが,症状の改善は得られなかった。一方で,自身がやりたくないことに直面すると反応性が低下し眼球を上転させ閉眼するなど,てんかん発作としては非典型的な症状が見られ,また脳波検査でもてんかんを示唆する所見は認められなかった。抗けいれん薬の処方は継続のままで退院したが,自宅へ帰ってからも,執着やこだわりが強く対話も困難,また不眠が顕著で夜間に外出しようとし,それを制止する家族に暴力を振るう,トイレにこもったまま出てこないなどの異常行動が頻繁で,家族の疲弊が極度となったため自宅療養は困難と判断され入院の運びとなった。

入院後の経過

頭部CT検査では年齢相応の虚血性変化,軽度の脳萎縮が見られたが,海馬を含めた内側側頭葉は容量が保たれていた。脳波検査でもてんかん発作波などの異常は認められなかった。心理検査の結果は,MMSE23点／30点,HDS-R15点／30点,FAB(前頭葉機能検査)4点／18点で,特にFABの得点は低かった。処方で2種類投与されていた抗けいれん薬は,入院時にまず1剤を中止,ほかの1剤は10日目に半量に減薬し28日目に中止した。抗精神病薬では入院前まで服用していた定型抗精神病薬とベンゾジアゼピン系抗不安薬を中止し,非定型抗精神病薬を投与したがこれも10日目に中止した。睡眠薬でもベンゾジアゼピン系をほかの薬剤に変更した。入院54日目,気分障害を疑いバルプロ酸Naを処方した。従来から処方の降圧剤や点眼薬(朝と就寝前)はそのまま継続した。

1) 急性期治療病棟の4日間

入院当日は立位が不安定で衣服の着脱ができずに全介助,同様に食事動作も全介助で1時間以上が必要,声かけをしないと次の動作に移れ

ず，ホールに誘導されるが無反応で尿失禁も見られた。このようにセルフケアがまったく不能な病状の背景として，認知症での中核症状としての記憶障害，見当識障害，実行機能障害，失行や失認などが疑われた。また廊下に出てから脱力が起こったように急に座り込み，眼球が上転してぼんやりしているような症状も見られ，てんかん発作の可能性も考えられたが，声をかけると反応は鈍いが返答があり，「発作中のことは覚えている」ということで，発作の間で意識消失は起こっていないと判断された。

入院2日目では反応は遅いが声かけに返答あり，意思疎通に多少の困難はあるものの，月日を正確に答えることが可能であった。入院前より用いている点眼薬は独力でうまく使えていたが（手続き記憶は保持），点眼を終えて間がない状態で，そのことを本人にくり返し伝えても，何度も点眼薬を詰所に取りに来るなど（エピソード記憶の障害），認知症の中核症状を示唆する症状があり，経過中に見られているアパシー（無関心）やうつ状態，拒絶などは認知症の行動・心理症状（周辺症状）と解釈できた。入院4日目，環境調整のために認知症病棟に移動した。

2) 認知症病棟の6日間

点眼の時間を間違え何度も点眼薬をスタッフに要求する，夜間に徘徊し他人のベッドに入ろうとするなど，記憶障害や見当識障害を示唆する行動は見られたが，たとえば後者の状況でスタッフが「このベッドではないですよ」と促すと，暴言などの抵抗はなく素直に自分のベッドに戻ることが可能で，他者の発言内容を理解できていると推測された。夜間徘徊のような行動も，認知症での記憶障害や見当識障害を背景と

した典型的な徘徊ではなく，病棟環境を確認しているような意図が感じられた。入浴を拒む，廊下で大の字になっている，トイレにこもるなどの異常行動も続いたが，てんかん発作で伴うような意識障害はなく，こだわりを基盤とした症状と理解し，それらの行動を否定せず代替案を示して対処した。たとえば，点眼の時間表を見せて「いまの時間ですか」と確かめたり，入浴拒否に対して「お風呂に入りたくなければ，後でいいですよ」と提案してみた。代替案を示すことで入浴や服薬などの受け入れが見られる場面も出てきたが，ほとんどの状況では拒絶が続いた。認知症病棟の環境は不適切と判断し，次に慢性期病棟に移動した。

3) 慢性期病棟からの退院まで

1)，2)の時期に見られた行動と同様に，点眼をめぐる異常行動，入浴や服薬など病棟スケジュールに対しての拒絶，問いかけに対する無反応などの症状は続いたが，ある程度の見当識はあり，こだわりは強いが自ら意思決定でき，時間を要するがセルフケアも可能と評価された。そのような評価をもとに，病棟スケジュールやスタッフの都合に合わせてもらうのではなく，「いつでも待っています」と本人がこだわるペースで大丈夫であると伝え，いくつかの選択肢をあげて本人の意思決定を待つ方針とした。具体的には，食事拒否に対して「昼食の下膳が13：00ですので，食べないことを伝えに来てもらえたらありがたいです」，入浴拒否については「入浴は14：00からの予定ですので，胃に負担がかからないよう昼食を13：00までにすませて入浴の準備をしましょう」と伝えることで，食事や入浴に応じる場面もあった。入院当初から抗け

いれん薬を減量し，てんかん発作がなければ退院の準備を行うことを家族に伝えていたが，入院28日目に抗けいれん薬がすべて中止となったが，入院より退院まで明らかなてんかん発作は出現しなかった。退院調整時に，家族の負担軽減のためにデイケア通所を勧めたが，「家族のためにはそうするしかない」と本人が決定し，入院3か月後に自宅退院した。

てんかん発作の鑑別

1) 鑑別が必要と考えた症状

初発の発作でてんかんと診断され，抗けいれん薬の処方が開始されたが，断続的な意識障害や反応性の低下，トイレでのシャツを触る行為，眼球が上転しぼんやりしていることなどがてんかん発作としては不自然な行動ととらえた。また，MRIではその原因となるような病巣は指摘できず，脳波検査でもてんかん発作波の出現は認められなかった。さらに抗てんかん薬を漸減中止した経過中にも，初発時のような典型的なてんかん発作は見られなかった。

2) てんかん発作を否定した背景

さまざまな症状をてんかん発作の一型とするなら，全般発作であれば欠神発作，部分発作なら複雑部分発作となる。欠神発作では脳波所見が特徴的，複雑部分発作なら意識障害を伴っており[2]，いずれも該当せず，今回の一連のエピソードはてんかん発作ではないと判断された。入院当初にてんかん発作と混同した症状は，加齢に伴う前頭葉機能の低下，あるいは初期の前頭側頭型認知症に若成人期の性格の先鋭化が重なって生じたと推測された。

せん妄の鑑別

1) 鑑別が必要と考えた症状

せん妄を疑った症状は，道路に大の字で寝そべり家族が制止すると暴力を振るった，入院後は更衣中に行動制止がみられ声かけをしないと次の動作に移せない，尿失禁がみられる，前の席で他患者が大きな音を立てていても反応を示さない，発語がない，食事摂取ができない，こだわりが強くナースステーションから離れられず他患者からクレームを受けるなどであった。月日は正確に答えられたが，場所に関しては「わからない」と返答した。在宅や入院直後はせん妄を呈していると判断したが，一過性の意識消失や見当識障害がてんかんの全般発作，精神運動症状が複雑部分発作と類似していた。

2) せん妄が鑑別できた背景

せん妄は急激に起こる意識障害の一型で，不穏，易刺激性，幻覚，暴言などを伴い，理解や判断が困難となる状態をさし，症状は変動し夕方から夜間に増悪する傾向がある[3]。せん妄の原因は身体的要因と状況的要因で，加齢に伴う疾患や中枢神経系の機能低下がある状態に，急性の身体的・心理環境的な負荷が関与したときに発症する。つまり，認知症，脳血管障害後遺症，悪性腫瘍，慢性代謝疾患などをもつ高齢者が，骨折，肺炎，熱中症，脱水，電解質異常，高熱，薬剤性などの身体的負荷が加わったときに発症する。また，さまざまな原因で概日リズムが崩壊する基礎疾患がある場合は，ささいな

心理環境的要因によって容易にせん妄が発症する[4]。

　せん妄が発症した際は，可能な限り要因を除去することが必要とされ，関連する薬剤の調整をただちに行い，認知症病棟に移動して作業療法を導入するなどの環境調整，こだわりを認めて否定せず代替案を示し，意思を尊重して待つという心理的要因の調整をはかったところ，せん妄は改善した。また，話しかけてもそれほどズレがなく返答でき，ドアをカチャカチャと回す行為は目的をもって行っていることや，上手に点眼できる行為から認知症の中核症状とも区別した。なお，この時点でも残るアパシー（無関心）や記憶障害，拒絶などの症状に関しては，せん妄以外の病的プロセスの関与が考えられた。

認知症の鑑別

1) 認知症の鑑別が必要と考えた症状

　当初意識の変動は，てんかん発作，せん妄，レビー小体型認知症の認知機能の変動と類似し鑑別が必要と考えていたが，てんかん発作とせん妄は否定された。レビー小体型認知症の認知機能の変動は数分間の日内変動で，しっかり記憶しているときと記憶していない場面がみられ，変動に関連して幻覚や妄想，人物誤認，見当識障害や恐怖を発症し，食事やケアなどに激しく抵抗や拒絶[5]し，せん妄と類似するが病態は異なるので区別すべきとされている[4]。また，点眼薬を何度も催促し，食事時間に食堂に来ることができないのは記憶障害，場所や氏名が答えられないのは見当識障害，入浴中に洗髪や体が洗えないのは実行機能障害，言葉数が少ないのは失語，こだわりが強く行動に移せないのは失行とアルツハイマー型認知症の中核症状と類似していた。反応性の低下や臥褥，食事，内服や入浴拒否は周辺症状と類似していた。

2) それぞれの認知症を鑑別する

　レビー小体型認知症では認知機能の変動が特徴の1つで，また抗精神病薬の過敏性がみられ一過性の意識障害やせん妄に類似した症候を来す可能性があり，これらの点は今回の事例にみられる症状に似ているが，パーキンソン症状がないこと，幻視も明らかでないことなどより，レビー小体型認知症の診断は否定できると判断した[5]。また，記憶障害，見当識障害，実行機能障害などアルツハイマー型認知症での中核症状に該当する認知症状は揃っているが，経過の初期では不安や強迫傾向が見られても記憶障害が顕著であったとはいえず，アルツハイマー型認知症も否定的と考えた。

　そこで事例が示す臨床症状の原因の推論を進めた。頭部CT検査で軽度脳萎縮があるが，海馬や側頭葉内側は比較的保たれているという所見や，認知症の定義の「日常生活や社会生活が営めない状態」[6]に該当していないという判断から認知症を否定してもよいのか。心理検査のMMSEが23点であるが27点以下が軽度認知障害（MCI），23点以下は認知症の疑い，HDS-Rは15点で20点以下が認知症の疑い，前頭葉機能評価FABは4点で10点以下は前頭葉機能障害が疑われる[7]ことを踏まえて検討した。まず，正常と認知症の中間MCIを検討した。MCIはアルツハイマー型認知症に移行の危険性があるグレーゾーンの概念で，記憶障害以外の認知機能

は正常な状態で，日常の生活動作は自立している[8]。事例の臨床症状から，ADLの維持は周囲のかかわりにより可能性がみられるがMCIの定義からは外れると判断した。

　アルツハイマー型認知症とは違うタイプ，前頭側頭型認知症などの初期に加齢やうつによる機能障害が重なって，認知症を疑う経過をたどった可能性があると推察した。点眼に対する強いこだわり，常同行動に似たトイレ内での奇妙な動作のくり返し，廊下で大の字になっている脱抑制的行動，それとは逆に周囲からの働きかけに対する無関心などの症状から，前頭側頭型認知症で特徴的な症状ととらえることができた[9]。心理検査のMMSEやHDS-Rで示される認知機能の低下より，FABでの成績不良が際立つのも特に前頭葉機能の低下を意味しているように思われた。しかし，CT検査の所見と合致しない点もあり経過を追う必要があった。

加齢に伴う前頭葉機能低下や若成年期の性格の先鋭化

　加齢に伴って脳重量は減少し，同時に脳神経細胞の活性の指標とされるグルコース時間消費量，脳局所血流量，酸素時間消費量が減少するという生理・生化学的変化から，高齢者の中枢神経は老化していく。脳の容量は40代から10年ごとに5％ずつ減少する[10]。容量の80％を占める大脳の中で最も大きいのは前頭葉で，当然ながら加齢による萎縮の度合いが著しいのも前頭葉となる。怒りを生むような大脳辺縁系の機能は生まれつきの本能に対して，社会性を発揮して怒りをコントロールするのは前頭葉の発

達・成熟に由来する。それ以外にも，ADLを維持するために必須となる作業記憶，注意機能，実行機能などの高次脳機能も，前頭葉がその軸を担う[11]。事例に出現した症状の多くは前頭葉機能障害に由来すると想定され，加齢や身体障害に前頭側頭型認知症の初期症状が重なり，そこに若成人期からのきちょうめんで神経質，確認癖などの性格が先鋭化され加わって生じた症候群と考えられた。

おわりに

　今回の事例では，推論をくり返すことになった。老年期精神障害の原因疾患の鑑別と適切なケアを提供するために，病態を推定し核心を見極める情報収集や解釈を行っていくが，その際の視点の拡大や根拠の重要性を学んだ。

〈引用・参考文献〉
1）一般財団法人仁明会精神衛生研究所監修，大塚恒子総編集：高齢患者の特徴を踏まえてケースに臨む．精神看護出版，p.121, 2013.
2）馬場元毅：絵でみる脳と神経　しくみと障害のメカニズム第4版．医学書院，p.104-106, 2017.
3）尾崎紀夫，三村將，村井俊哉：標準精神医学．医学書院，p.183-185, 2020.
4）前掲書1）．p.19-22.
5）大塚恒子，末安民生，仲野栄：精神科ナースのために認知症看護．中央法規出版，p.55-57, 2015.
6）前掲書5）．p.33.
7）前掲書3）．p.127.
8）前掲書3）．p.420.
9）前掲書5）．p.59-61.
10）前掲書1）．p.12.
11）大塚恒子：脳の構造・機能を利化して精神疾患や認知症に対応する．仁明会精神医学研究，16(2)，p.73-85, 2019.

精度の高いアセスメントを可能にする連携と共有

血管性認知症への疑義から解離性障害の見立てまで

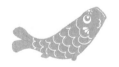

執筆者

特定非営利活動法人精神医療サポートセンター
訪問看護ステーションいしずえ
（大阪府泉佐野市）
精神看護専門看護師／精神科認定看護師
田邉友也 たなべ ともや

Aさんとその母親との出会い

　母親の介護に疲れきってしまったAさんのことで，心療内科から訪問看護の依頼が入った。

　40代半ばの女性Aさんはパニック障害の診断がついていた。「昔パニック障害になり，一度は治ったんですが，母親の介護で疲れ切って，また再発しました。不安が少しでも軽減するなら訪問看護とつながっておきたいです」という本人の希望から，訪問看護が導入されることとなった。

　事前情報では，Aさんは血管性認知症の診断を受けている80代の母親と2人暮らしで，父親からの飲酒・暴言暴力が長年続いたため，2人はそこからなんとか抜け出し，いまの住まいで暮らすことができているということであった。訪問看護開始からAさんは「やってはいけないとわかっているんですが……してしまうんです」と前置きしながら，母親に対して罵声を浴びせ，時につき飛ばそうとしてしまうことがあると語った。母親は認知症の診断を受けており，その母親の介護をするにあたり，思うように母親が動いてくれないことがあると，感情的になってしまうということであった。

　母親の普段の様子を具体的に聞くと，調子のいいときにはトランプをしたり，弱々しい声で

ありながらもなんとか普段の会話はできる。一方，調子の悪いときは，立ちどまって動かなくなり，排せつ物などで床が汚れるなどのことがたびたび見られていた。このことは，主治医をはじめとして，保健所の保健師や，精神保健福祉士なども認識していたが，母親の状態になぜこれほどの変化があるのかは誰も明確な見解はなかった。

訪問看護でもAさんに対しては，心理的支援を行ってきてはいたが，（もちろん，母親の介護サービスも最大限活用されていたが）母親の世話をするAさんの心理的負担を根本的に軽減させる具体的な方策は見出せていない状況であった。

両者の関係性を含めたアセスメント

母親の病態については，診断されている血管性認知症以外の可能性は考えにくく（もちろん，複数の認知症の病態が重なっていることも考慮した），そのほかの認知症に該当する要素は見あたらないように思えた。母親の「疎通がとりやすい場面」と「そうでない場面」の差が激しいのは，いわゆる「まだら認知症」と言われる，血管性認知症の特徴のなかでもごくまれなケースであると考えた。そのような母親への介護負担を契機にAさんは精神的に余裕がなくなり，それがAさんの精神状態の不安定を引き起こしたと考えられた。ただ，過去にパニック障害を患ったと話すAさんであるが，訪問看護を通じたかかわりなどから得られた，本人からの申告も含む情報のなかでは，パニック障害と思われる明らかな症状は認められなかった。Aさ

んと母親は，過去に長期間・持続的・継続的に父親からの激しい暴言・暴力を受けており，虐待の連鎖という観点からAさんの母親への暴言・暴力は，過去のトラウマ体験が影響していると考えられた。つまり，長い経過のなかでの父親からの暴言・暴力の体験によって，Aさんの心に複雑性のPTSDが形成され，父親からされたことを母親にもしてしまうなどの状況をつくってしまっていると考えた。こうしたことから，Aさん本人への支援だけではなく，Aさんが被る母親の介護負担を検討する必要もあった。Aさんへの支援の一環である家族機能の調整として，地域のケアマネジャーなどと連携をとり，支援の全体状況を逐一主治医にも報告することで，結果として介護負担の軽減をはかることができれば，Aさんの苛立ちも軽減すると思われた。

実施と結果からみえてきたこと

1）暴力にまで発展する

訪問看護を始めて半年，訪問のたびにAさんは「いつも話を聞いてくれてありがとう。すごく楽になりました」と応え，対話場面では一時的にカタルシスがはかられる一方で，母親への暴言は，暴力にまで発展するようになっていた。日に日に暴力が激しくなっていくその展開は早く，支援チームは保健所と連携をはかりながらも，決してスムーズに調整できているとは言えない状況であった。また暴言・暴力にいたった際は，周囲にもAさんみずから報告しており，そのたびにAさんは自己嫌悪に陥っていた。このような状況を鑑みて，主治医もケアマネジャ

ーも，訪問看護のほうからも，母親には適切な施設に入所してもらって，Aさんと母親が一定の距離を保てるようにしてはどうかと提案したが，Aさんが抱える金銭的な問題などの心配から，スムーズに調整が進んでいなかった。

2）認知症という見立てへの疑義

支援に行きづまっている状況のなか，筆者の同業の先輩に事例検討会の開催を依頼し，本ケースを検討したところ，支援者側の母親の病態の見立てに課題があるのではないかという意見を受けた。それは，「Aさんの母は，落ちついているときは会話もできるし，トランプもできるのに，調子の悪いときには1時間以上立ったままで動かなくなることがある。この点から，とても認知症とは思えない」といったものであった。父親と住んでいたとき，長期間・持続的・継続的に父親からの激しい暴言・暴力を受けていたのはAさんだけではなかった。母親も同じような体験をしていたのだから，心身や行動などになんらかの異常が発現していてもおかしくないはずである。しかも，2人で生活を始めてからはAさんから母親への暴言，さらには暴力に発展する虐待の連鎖が起きていたとすれば，よりその症状が引き起こされやすい状況にあることは必定だった。これらの背景を総合的に判断した結果，解離性障害という病態が見立てられた。これまでの訪問看護でのかかわりやそこで観察した生活状況などを洗い出すと，母親の呈していた状態は認知症というよりも解離の特徴と考えたほうが，たしかに納得できるものであった。また，Aさんと母親との物理的距離を離すことについても，こうした背景にある心理的依存関係から簡単に別居に踏みきるというわ

けにもいかなかったのだろうと思われる。

事例の振り返りをとおして

1）視野狭窄にならないための心得

訪問看護開始時点で父親からの虐待の情報を把握していなかったわけではない。だが，長きにわたる父親からの暴力によって生じたAさんと母親の複雑性のトラウマが，現在の病態の要因となっている可能性にはフォーカスできていなかった。このことに，筆者自身の視野狭窄を自覚し，深く反省した。

本事例で筆者は，認知症という枠組みにとらわれすぎていたことで，ほかの認知症の可能性（あるいはBPSDやせん妄との関連）ばかりを考えるようになっていた。そのため，思考の柔軟性が欠落し，よりよい支援につなげるためのアセスメントができなくなっていた。事例検討場面で一歩引いた視点に立っていた先輩看護師からのアドバイスが，筆者の凝り固まった視点を一気に取り崩すことに成功したわけである。アドバイスの受け手には，そうした意見を聞き入れる思考の柔軟性，より精度の高いアセスメントにつなげるための基本的な知識とその知識を思考のなかで連関させるための実践値は欠かせないだろう。視野狭窄から脱するためのなにより重要な視点は，自分だけで考えようとするような変なプライドをもたない。このことを本事例からあらためて学ばせてもらうこととなった。

2）「診療の補助」という観点から

さて，重要なのはここからである。虐待を背景とした状況を看護師が読み解いたその先だ。

看護師の役割には、「療養上の世話」のほかに「診療の補助」がある。その観点からあらためて本事例を振り返ってみたい。軽度の認知症に加えて、解離性障害が併存している可能性が低くないと考えられた場合、それまでそうした視点に立っていない主治医にどのように情報を伝えるのか、つまり「診療の補助」業務をいかにまっとうするかである。主治医と見立ての方向性がおおまかにでも合わせることができれば、Aさんにも母親の解離性障害の背景や状態を知ってもらえる。そのほか、支援者全体でもそうした知識を共有できることで、支援の形が変わったのかもしれない。

「診療の補助」として、主治医をはじめとした治療・支援チームで見立てを共有できれば支援の何が変わっていたのだろうか。ここから先は筆者の「たられば」であるが、アセスメントにもとづいたものであることはあらかじめ断っておきたい。

考えられた支援としては、解離性障害と虐待について、Aさんご本人が傷つかないように配慮しながら心理教育の導入を検討していいかを主治医に相談する。保健所の保健師や精神保健福祉士、地域のケアマネジャーなどにも本稿で述べたようなアセスメントを共有することで、Aさんが「単に暴力を振るってしまっている」わけではないという視点に立ってもらえるよう

にする。支援者が虐待の視点からだけで支援の形を考えるのではなく、Aさんを交えて解離と虐待の知識を共有する場をもてば、母親への暴力に発展することなく、早期にAさんと母親の物理的距離をとる判断ができるようになっていたのかもしれない。

今回の事例は行政からの動きで母親が施設に入所することになったため、残念ながら実際の介入にはいたっていないままである。

看護師の役割でもある「診療の補助」として、医師との連携は欠かせない視点である。しかし、精神科医療・看護において、解離性障害の疑いがわかったとしても、伝え方を考え医師に過剰な配慮をしなければならない現状がある事実には、われわれ支援者は目を背けず向き合わなければならない。こうして筆を持ち精神科医療・看護について堂々と意見している筆者ですら、本事例においても過剰に気を遣って一筋縄でいかない場合が少なくないこともまた事実であった。連携の重要性と同時にその難しさを思い知らされた事例である。

〈引用・参考文献〉
1）山根俊恵，田邉友也，森脇崇，矢田浩紀：チームで取り組むケアマネ・医療・福祉職のための精神疾患ガイド 押さえておきたいかかわりのポイント．中央法規出版，2020.

看護職員の長期入院統合失調症患者の社会復帰への認識に関連する要因

はじめに

　日本の精神科病院には，長期入院患者が多く，厚生労働省は，2003（平成15）年より「精神障害者退院促進支援事業」，2004（平成16）年には「精神保健医療福祉の改革ビジョン」，2008（平成20）年には「地域移行支援特別事業」などを示し，「地域生活支援体制の強化」と「精神保健医療福祉体系の再編や基盤強化」を進めてきた。改革ビジョンの内容には，精神科の入院患者のうち，受け入れ条件が整えば退院可能な患者約7万人の社会復帰を10年間ではかることが盛り込まれた[1]。これらの制度改革を受け，精神医療は，「入院中心」から「地域中心」の支援へ転換がはかられつつあるが，2003年から6年間で退院できた患者は，対象である長期在院者約5,600人に対し，約2,000人という予想をはるかに下回る結果となっており，退院後の受け

●〈執筆者〉

佐藤直也　　さとう なおや[1]
大熊恵子　　おおくま けいこ[2]

1) 東北福祉大学せんだんホスピタル（宮城県仙台市）
2) 公立大学法人宮城大学看護学群（宮城県仙台市）教授

皿不足は解消されていない状況にある[2]。

　日本の精神科病院に入院している患者の平均在院日数は，2018年病院報告[3]によると265.8日，A県においては275.9日であり，全国平均より10日以上長期入院の状況にある。また，受け入れ条件が整えば退院可能な推計入院患者数[4]においても，全国平均が18.4%であるのに対し，A県は28.2%であることが報告されている。このように社会的入院が多いことを示しており，その半数以上を占めているのが統合失調症患者である。長期入院の要因として，民間精神科病院の収入の悪化[5,6]，地域や家族の受け入れの悪さなど[7,8,9]の問題もある。また，看護職員の要因として，看護のマンネリ化や患者に対する陰性感情[10,11,12]から日々の治療や看護に否定的な影響を与えていることが予測されるため，A県における看護職員の長期入院統合失調症患者に対する認識を明らかにすることが必要と考えた。

研究目的

　A県内の精神科単科病院に勤務する看護職員の長期入院統合失調症患者の社会復帰への認識に関連する要因を明らかにし，長期入院統合失

看護職員の長期入院統合失調症患者の社会復帰への認識に関連する要因

調症患者の看護支援に必要な現任教育の方向性を検討することを目的とした。

用語の定義

1) 長期入院統合失調症患者

自宅に戻ることなく，1年以上継続的に精神科病院に入院している統合失調症患者とした。

2) 社会復帰

精神障がい者の回復（リカバリー）に視点をあて検討するため，「精神疾患が完全に治癒するというより，障害を抱えながらも，自分の能力を発揮してみずから選択し，社会のなかで活動できること」とした。

研究方法

1) 対象

A県内で日本精神科病院協会に加盟する精神科単科の100床以上の26病院とし，対象者は，管理職を除く看護師と准看護師とした。

2) データ収集の期間

2016（平成26）年6月から8月。

3) データ収集方法

A県内の対象となる精神科単科病院の看護部長宛に，「研究依頼書」「研究説明書」「看護部長用同意書」「研究対象者状況調査用紙」「質問紙調査票」と返信用封筒を同封し郵送した。同意が得られた場合，「同意書」「研究対象者状況調査用紙」とともに返送してもらうよう依頼した。次に，同意が得られた施設に必要数の「研究対象者用依頼書」「質問紙調査票」を看護部長へ郵送し，各部署の看護師・准看護師への質問紙調査票の配布を依頼した。各質問紙調査票は，研究の説明と個人が特定されない無記名の自記式質問紙とした。個人および施設を特定した分析は行わないこと，回答をもって同意を得たと判断する旨を明記した研究対象者用依頼書を添付した。質問紙調査票の回収は対象者に質問紙調査票が配布されてから4週間程度とした。また，回答後は封緘後，郵便ポストへ投函してもらうよう対象者へ文書で依頼した。

なお，本研究は，宮城大学研究倫理専門委員会の承認（承認番号：宮城大第301号）と研究協力施設の倫理委員会の承認後に行った。

質問項目

1) 統合失調症に関する理解・知識

「統合失調症に関する理解・知識」を「統合失調症という疾患について」5項目，「統合失調症の治療について」10項目，「統合失調症に関連する法律および社会資源」21項目の計36項目に分類し，筆者が独自に作成した。社会資源に関しては，A県A市健康福祉局障害者支援課作成の精神保健福祉ハンドブック[13]に記載されている，精神障がい者や家族が活用できる社会資源項目を抽出した。選択肢は，「非常によく知っている」（5点）から，「まったく知らない」（1点）までの5件法（36～180点）で評価し点数が高いほど理解していることを示す。

研・究・報・告

2）精神障害についての考えやイメージ（偏見・スティグマ）

1980年代以降に日本で行われてきた，大規模な偏見調査との比較検討を行うため実施した。精神障害者福祉基盤研究会[14]が開発した「精神障害者の社会生活の自立性と権利の尊重に消極的な態度」スケール10項目を引用した。尺度の信頼性は開発された際に検証されている。選択肢は，「そう思う」（3点），「どちらとも言えない」（2点），「そう思わない」（1点）の3件法（10〜30点）で評価し，肯定的質問に関しては点数を逆転させ評価した。点数が高いほど偏見が多いことを示す。

3）精神科病院に長期入院している統合失調症患者への社会復帰に対する考え

精神科看護職員の統合失調症患者への社会復帰支援に対する考えを明らかにするため，「精神科看護職員の統合失調症患者の社会復帰に対する信念」「精神科看護職員の統合失調症患者の社会復帰への積極的態度」「精神科長期入院患者の社会復帰が成功するために必要な看護職員としての心構え」の3項目について実施した。

（1）精神科看護職員の統合失調症患者の社会復帰に対する信念

ほっとハート[15]が作成した支援者のリカバリー志向性尺度：Recovery Attitudes Questionnaire-16邦訳版（RAQ）から11項目を開発者から使用許可を得たうえで用いた。尺度の信頼性は開発された際に検証されている。

（2）精神科看護職員の統合失調症患者の社会復帰への積極的態度

ほっとハートが作成した支援者のリカバリーへの積極的態度尺度19項目を開発者から使用許可を得た上で用いた。尺度の信頼性は開発された際に検討されている。なお，リカバリーは回復を意味する言葉として使用されている。ラップら[16]によると，「リカバリーは，その人が自我を回復させ，よみがえらせること」と述べているように，患者本人が主体となるものであり，医療者側の言葉として活用はされていない。本研究では，長期入院統合失調症患者の社会復帰支援という医療者側の立場で検討を行うことになっているが，使用する尺度は，在宅患者の訪問を実施している支援者向けのものであり，回答しにくいことが考えられた。よって，「リカバリー」を「社会復帰」に，「利用者」を「患者」に一部変更し使用した。

（3）精神科長期入院患者の社会復帰が成功するために必要な看護職員としての心構え

松枝[17]の「精神科超長期入院患者の社会復帰への援助が成功する要因」についてのカテゴリー名を参考に筆者が作成した。

（1）〜（3）の選択肢は，「大いにそう思う」（5点）から，「まったくそう思わない」（1点）までの5件法（38〜190点）で評価した。否定的質問については点数を逆転させ，点数が高いほど社会復帰への積極性を示す。

4）基本属性

属性として，年齢，性別，婚姻状況，家族構成，家族の精神疾患の有無，看護の資格，最終学歴，精神科経験年数，現在の勤務部署，入院患者からの暴力の有無の10項目を設定した。

教育や研修については，日本精神科看護協会において看護支援に必要な研修項目として取り上げられている，12項目とその項目以外の研修も考えられるため，そのほかの項目を筆者が設定し記載式とした。

データ分析方法

質問紙の質問項目は，「統合失調症に関する理解・知識，精神障害者についての考えやイメージ（偏見・スティグマ），精神科病院に長期入院している統合失調症患者への社会復帰に対する考え」である。看護職員の長期入院統合失調症患者の社会復帰に関連する認識を構成する要素（以下，3要素）については記述統計量を算出し，3要素の関連は，重回帰分析を用いた。属性については，回答の割合を算出し，属性と3要素との比較には，対応のないt検定と一元配置分散分析を用いた。一元配置分散分析で有意になった項目は，多重比較（チューキー法）を用いた。各属性と受講した教育や研修，今後受講したい教育や研修についての比較にはχ^2検定およびFisherの直接法を用い，関連が認められた項目には残差分析を実施した。

統計ソフトはIBM SPSS statistics Ver23を使用し，統計学的な有意水準は5%未満とした。

結果

1）研究対象者の属性

協力が得られた23病院の看護師，准看護師に計1126通の質問紙を配布し，回収された829通（回収率73.6%）のうち回答漏れのない804通を有効回答（有効回答率96.9%）とした。属性については，年齢では50代がもっとも多く，次は30代であった。性別は男性が約3割であった。看護の資格では看護師が454人（56.5%），准看護師が350人（43.5%）であった（表1）。

年齢の資格別比較では，50代，60代以上は准看護師の占める人数が看護師を上回っていた。精神科経験年数では，0〜4年がもっとも多く，次は5〜9年の順であった。精神科経験年数の資格別比較では，20年以上では，准看護師の占める人数が看護師を上回っている状況であった（表2）。

2）看護職員の長期入院統合失調症患者の社会復帰への認識について

（1）統合失調症に関する理解・知識について（表3）

精神科経験年数において有意差が認められた（p=.000）。特に0〜4年の看護職員は，ほかの経験年数の看護職員と比較し「統合失調症に関する理解・知識」が有意に低い結果であった。

（2）「精神障害に対する考えやイメージ（偏見・スティグマ）」について（表4）

看護師と准看護師の間で有意差が見られ，准看護師の偏見やスティグマが有意に高い結果であった（p = .004）。

（3）「長期入院統合失調症患者への社会復帰に対する考え」について（表4）

看護師と准看護師の間で有意差が見られ，准看護師のほうが有意に低い結果であった（p = .002）。

表1　基本属性（年齢・性別・資格）

		人数（%）			人数（%）
年齢	20代	150（18.7%）	性別	男性	221（27.5%）
	30代	185（23.0%）		女性	583（72.5%）
	40代	176（21.9%）		合計	804
	50代	189（23.5%）	看護の資格	看護師	454（56.5%）
	60代	103（12.8%）		准看護師	350（43.5%）
	70代	1（0.1%）		合計	804
	合計	804			

（n＝804）

表2　基本属性（年齢別資格・精神科経験年数）

		看護師　人数（%）	准看護師　人数（%）	合計　人数（%）
年齢	20代	91（11.4%）	59（7.3%）	150（18.7%）
	30代	127（15.8%）	58（7.2%）	185（23.0%）
	40代	112（13.9%）	64（8.0%）	176（21.9%）
	50代	86（10.7%）	103（12.8%）	189（23.5%）
	60代以上	38（4.7%）	66（8.2%）	104（12.9%）
精神科経験年数	0〜4年	134（16.6%）	102（12.6%）	236（29.2%）
	5〜9年	109（13.6%）	55（6.8%）	164（20.4%）
	10〜14年	80（10.0%）	41（5.1%）	121（15.1%）
	15〜19年	51（6.3%）	35（4.4%）	86（10.7%）
	20〜24年	28（3.5%）	35（4.4%）	63（7.9%）
	25〜29年	26（3.2%）	27（3.4%）	53（6.6%）
	30〜34年	16（2.0%）	29（3.6%）	45（5.6%）
	35〜39年	6（0.7%）	11（1.4%）	17（2.1%）
	40年〜	4（0.5%）	15（1.9%）	19（2.4%）

（4）1）〜3）の3要素間の関連について（表5）

　看護職員の長期入院統合失調症患者の社会復帰への認識を構成する3要素間の関連は，「長期入院統合失調症患者への社会復帰に対する考え」を従属変数に，「統合失調症に関する理解・知識」「精神障害についての考えやイメージ（偏見・スティグマ）」を独立変数とした重回帰分析では，「長期入院統合失調症患者への社会復

表3　統合失調症に関する理解・知識について（多重比較turkey法）

従属変数	（I）精神科経験年数	（J）精神科経験年数	平均値の差（I－J）	標準誤差	有意確率
統合失調症に関する理解・知識	0～4年	5～9年	-7.91	2.1	.005＊＊
		10～14年	-9.61	2.31	0.001＊＊
		15～19年	-5.89	2.6	0.364
		20～24年	-16.74	2.93	.000＊＊＊
		25～29年	-9.86	3.14	.045＊
		30～34年	-13.76	3.36	.001＊＊
		35～39年	-18.43	5.18	.012＊
		40年以上	-14.22	4.92	0.092

＊P＜0.05.　＊＊P＜0.01　＊＊＊P＜0.001

表4　看護師と准看護師の認識について（t検定）

	看護師（n=454）		准看護師（n=350）			
	Mean	SD	Mean	SD	t	P
統合失調症患者に関する理解・知識	105.46	21.45	104.84	21	0.41	0.68
精神障害に対する考えやイメージ（偏見・スティグマ）	17.95	3.09	18.58	2.98	-2.93	.004＊＊
長期入院統合失調症患者への社会復帰に対する考え	128.04	10.55	125.65	11	3.14	.002＊＊

＊P＜0.05.　＊＊P＜0.01　＊＊＊P＜0.001

表5　要素間の関連「長期入院統合失調症患者への社会復帰に対する考え」を従属変数とした重回帰分析：強制投入法

独立変数	標準化係数ベータ	T値	有意確率	調整済みR2
1）「統合失調症に関する理解知識」	0.271	8.682	.000＊＊＊	0.261
2）「精神障害についての考えやイメージ」（偏見・スティグマ）	0.676	-12.025	.000＊＊＊	

＊＊＊P＜0.001

帰に対する考え」にもっとも影響しているのは，「精神障害についての考えやイメージ（偏見・スティグマ）」で，次が「統合失調症に関する理解・知識」であった。つまり精神障害についての偏見やスティグマが低く，統合失調症に関する理解・知識が高ければ，長期入院統合失調症

表6 研修受講の有無

	受講有人数（％）	受講無人数（％）
ACT	57（7.1％）	747（92.9％）
家族支援・家族教育	68（8.5％）	736（91.5％）
地域移行・地域定着	108（13.4％）	696（86.6％）
退院支援・退院調整	118（14.7％）	686（85.3％）
多職種連携	152（18.9％）	652（81.1％）
認知行動療法	160（20.0％）	644（80.0％）
関係法規（精神保健福祉法・自立支援など）	181（22.5％）	623（77.5％）
SST	228（28.4％）	576（71.6％）
暴力への対応（CVPPPなど）	255（31.7％）	549（68.3％）
薬物療法	361（44.9％）	443（55.1％）
看護について	372（46.3％）	432（53.7％）
疾患について	374（46.5％）	430（53.5％）

（n=804）

患者の社会復帰に対する考えの高さに影響していた。

（5）受講した研修，今後受けたい研修について（表6・表7）

研修については，受講したことのある人数がもっとも少なかったのはACT57名（7.1％）で，続いて家族支援・家族教育68名（8.5％）で，地域生活に関連した研修を受講していない状況が見られた。今後受講したいと思う研修については家族支援・家族教育279名（31.7％），退院支援・退院調整261名（32.5％）など地域生活に関連した研修の希望が多かった。精神科経験年数と研修の比較については，0〜4年の看護職員は，受講していない研修が多く，今後受講を希望する研修も多く認められた（表8）。

考察

1）精神科病院において必要な現任教育内容について

3要素の重回帰分析の結果から，偏見・スティグマが低く，統合失調症に関する理解・知識が高いと長期入院統合失調患者への社会復帰に対する考えが高いことが明らかとなった。全体的な現任教育の方向性として，准看護師を対象とした「偏見・スティグマを低くする」研修，精神科経験年数0〜4年を対象とした「統合失調症に関する理解・知識を高める」研修が必要である。

A県内の精神科経験年数0〜4年の看護職員は，ほかの年数と比較し「統合失調症に関する理解・知識」が有意に低いことが明らかとなっ

表7　研修受講希望の有無

	受講希望有人数	受講希望無人数
家族支援・家族教育	279 (34.7%)	525 (65.3%)
退院支援・退院調整	261 (32.5%)	543 (67.5%)
認知行動療法	254 (31.6%)	550 (68.4%)
看護について	244 (30.4%)	560 (69.6%)
薬物療法	242 (30.1%)	562 (69.9%)
地域移行・地域定着	218 (27.1%)	586 (72.9%)
疾患について	209 (26.0%)	595 (74.0%)
暴力への対応（CVPPPなど）	203 (25.3%)	601 (74.7%)
ACT	166 (20.7%)	638 (79.3%)
多職種連携	164 (20.4%)	640 (79.6%)
関係法規（精神保健福祉法・自立支援など）	162 (20.2%)	642 (79.8%)
SST	106 (13.2%)	698 (86.8%)

(n=804)

表8　未受講研修と受講希望研修（経験年数別）

		総数	未受講研修　人数（％）	受講希望研修　人数（％）
精神科経験年数	0～4年	236	194.7 (82.5%)	72.3 (30.6%)
	5～9年	164	121.2 (73.9%)	46.3 (28.2%)
	10～14年	121	86.3 (71.3%)	32.8 (27.1%)
	15～19年	86	59.8 (69.5%)	19.6 (22.8%)
	20～24年	63	45.8 (72.7%)	13.1 (20.8%)
	25～29年	53	37 (69.8%)	10.5 (19.8%)
	30～34年	45	31.7 (70.4%)	8.6 (19.1%)
	35～39年	17	10.8 (63.5%)	2.2 (12.9%)
	40年以上	19	13.6 (71.6%)	3.6 (18.9%)

た。経験年数の浅い看護職員は，基礎教育課程で学んだ精神看護学の知識を統合し看護実践に活用する機会が少ないため，「統合失調症に関する理解・知識」が低かったと考えられた。よって，長期入院統合失調症患者の看護支援に必要な現任教育についての方向性については，入職後間もない看護職員をターゲットとした，疾患や治療，看護の基礎的理解を中心とした内容

から，社会復帰に向けた資源の活用等の内容へと段階的に教育を実施することが重要と考えた。また，「精神障害についての考えやイメージ（偏見・スティグマ）」については，准看護師の偏見が高く，偏見の低減には，現任教育の必要性が先行研究において示唆された[18][19]。しかし，看護生涯教育のほとんどが看護師を対象とした内容であり，准看護師が教育研修を受ける機会が乏しい状況にあるため，偏見の低減に向けた，より多くの患者の体験談を聞くなど，良好な接触体験を増やすための准看護師を対象とした研修の実施が必要と考えた。「長期入院統合失調症患者への社会復帰に対する考え」については，准看護師の社会復帰に対する考えが低く，看護師と比べ学校教育課程において社会復帰支援などの専門的教育を受ける機会が少ないため，患者の退院や地域生活支援に向けた研修が必要と考えた。

2) 精神科病院において必要とされる院内現任教育体制について

本研究の研修受講に関する結果から，すべての研修項目において「受講したことのない研修」が「受講した研修」を上回っており，受講したことのない教育や研修としては，患者の退院や地域生活に関連した内容が多く，社会復帰支援についての知識・技術や情報不足が考えられた。特に，経験の長い年代の准看護師の研修受講への消極性が考えられた。日本看護協会，日本精神科看護協会の研修で，准看護師のみを対象とした研修は，ほとんど企画されていない現状があり，看護実践場面で看護師が准看護師

を指導する機会をより多く設けることや退院，地域生活支援に関する研修など，院内での准看護師を対象とした教育体制の構築が必要と考えた。

今後希望する研修についても，すべての教育・研修項目において，「受講希望なし」が「受講希望あり」を上回っており，個々の看護職員の教育や研修についての消極性が考えられた。看護職員の研修に対する意欲を引き出すためには，石谷ら[20]が述べているように，各病院の看護部として個々の看護職員から学習に対する目的・目標を確認し，達成できるよう支援することが重要と考えた。

結論

長期入院統合失調症患者に対する認識については，経験年数の浅い0〜4年の看護職員は，統合失調症に関する理解・知識が低く，精神科病院で勤務する看護職員，特に准看護師にも精神障害に対する偏見・スティグマは高く存在し，准看護師は，長期入院統合失調症患者への社会復帰に対する考えの低いことが明らかとなった。また，認識を構成する3つの要素の関連性から，精神障害への偏見やスティグマが低く，統合失調症に関する理解・知識が高ければ，長期入院統合失調症患者への社会復帰に対する考えの高さに影響することが明らかとなった。現任教育についての方向性については，全体的に「受講した研修」「今後受講を希望する研修」とも少なく，受講したことのない教育や研修については，患者の退院や退院後の地域生

活に関連した項目が多く見られた。

　以上の結果より，入職後から統合失調症に関する理解・知識を深める精神科経験年数を考慮した段階的な教育，院内研修の構築については，看護実践場面で看護師が准看護師を指導する機会をより多く設けるなど，院内での准看護師を対象とした研修実施の必要性が示唆された。

　本研究は，2016年度宮城大学大学院看護学研究科の修士論文「精神科単科病院に勤務する看護職員の長期入院統合失調症患者の社会復帰への認識に関連する要因」の一部を加筆修正したものである。

　最後に，本調査にご協力くださった医療機関および看護職員のみなさまに心より感謝申し上げます。

〈引用・参考文献〉
1）厚生労働省精神保健福祉対策本部．精神保健医療福祉の改革ビジョン（概要）．www.mhlw.go.jp/topics/2004/09/dl/tp0902-1a.pdf（2021年3月1日最終閲覧）
2）精神保健福祉白書編集員会編：精神保健医療福祉白書2016．．中央法規出版，p.155，2015．
3）一般財団法人厚生労働統計協会：国民衛生の動向2020/2021．p.452，2020．
4）厚生労働省：平成26年医療施設（静態・動態）調査・病院報告の概況，2015年3月5日，出典http://www.mhlw.go.jp/toukei/saikin/hw/byouin/m14/11.html（2021年3月1日最終閲覧）
5）中根允文，吉岡久美子，中根秀之：精神障害と社会的距離　一般人と各種専門職との比較．厚生労働科学研究費補助金こころの健康科学研究事業「精神保健の知識と理解に関する日豪比較共同研究」（平成17年度総括・分担研究報告書），p.31-38，2006．
6）糠信憲明，中村百合子，大沼いづみ，山崎登志子：精神疾患へのスティグマと看護師の職業アイデンティティ．広島国際大学看護学ジャーナル，5（1），p.27-37，2007．
7）畠山貴満，田辺有理子：精神科長期入院患者の退院支援における看護師の困難感．日本精神科看護学会誌，54（3），p.56-60，2011．
8）種田綾乃，森田展彰，中谷陽二：住民の精神障害者との接触状況と社会的態度　精神障害者との接触状況による類型化の試み．日社精医誌，20，p.201-212，2011．
9）小林巧，高橋清久：統合失調症への呼称変更から10年を迎えて．精神医学，55（10），p.997-1006，2013．
10）小山明美：長期入院を経て退院に至った統合失調症患者の自己決定のプロセス．日本看護管理学会誌，5（1），p.40-45，2013．
11）中島富有子：精神科看護師の「社会復帰支援の意識」に影響する要因とその構造．日本精神保健看護学会誌，22（2），p.50-57，2013．
12）石川かおり，葛谷玲子：精神科ニューロングステイ患者を対象とした退院支援における看護師の困難．岐阜県立看護大学紀要，13（1），p.55-66，2013．
13）A県A市健康福祉局障害者支援課作成の精神保健福祉ハンドブック，2015．
14）精神障害者福祉基盤研究会，全国精神障碍者家族連合会：精神障害者の社会復帰・福祉施策形成基盤に関する調査．財団法人三菱財団社会福祉助成金報告書．ぜんかれん号外，1984．
15）ほっとハート：訪問型生活援助事業の人材育成と支援内容の評価・モニタリングに関する調査研究事業．障碍者保健福祉推進事業（平成21年度報告），p.28-38，2010．
16）チャールズ・A・ラップ，リチャード・J・ゴスチャ，田中英樹監訳：ストレングスモデル第3版．リカバリー志向の精神保健福祉サービス，金剛出版，p.21，2014．
17）松枝美智子：精神科超長期入院患者の社会復帰への援助が成功する要因．日本精神保健看護学会誌，12（1），p.45-57，2003．
18）柳川育子：学生の精神障害者に対する不安・偏見の軽減を意識的に取り組んだ実習方法の展開を試みて．京都市立看護短期大学紀要，23，p.77-89，1998．
19）西尾雅明：精神障害者の偏見除去等に関する研究．厚生労働科学研究費補助金（障害保健福祉総合研究事業），2004．
20）石谷幸三，福田亜紀：精神科看護師の継続教育に対する学習動機．日本精神科看護学会誌，54（2），p.111-115，2011．

みなさんからの研究論文や
実践レポートを募集しています

●精神科看護に関する研究，報告，資料，総説などを募集します！

＊原稿の採否

(1) 投稿原稿の採否および種類は査読を経て査読委員会が決定する。

(2) 投稿原稿は原則として返却しない。

＊原稿執筆の要領

(1) 投稿原稿に表紙をつけ，題名，執筆者の氏名，所属機関，住所，電話番号などを明記すること。

(2) 原稿はA4判の用紙に，横書きで執筆する。字数は図表を含め8,000字以内とする。

(3) 原稿は新かな，算用数字を用いる。

(4) 図，表，および写真は図1，表1などの番号とタイトルをつけ，できる限り簡略化する。

(5) 文献掲載の様式

①文献のうち引用文献は本文の引用箇所の肩に，1)，2)，3) などと番号で示し，本文原稿の最後に一括して引用番号順に掲載する。

②記載方法は下記の例示のごとくとする。

 i) 雑誌の場合　　著者名：表題名，雑誌名，巻（号），ページ，発行西暦年次.

 ii) 単行本の場合　編著者名：書名（版），ページ，発行所，発行西暦年次.

 iii) 翻訳本の場合　原著者名（訳者名）：書名，ページ，発行所，発行西暦年次.

(6) 引用転載について

ほかの文献より図表を引用する場合は，あらかじめ著作者の了解を得ること。

またその際，出典を図表に明記する。

●実践レポートや報告もどんどんお寄せください！

　職場での実践報告や看護の工夫などをお寄せください。テーマは問いません。研究目的，方法，結果，考察など研究論文の書式にとらわれなくても結構です。ただし，実践の看護のなかでの報告・工夫に限ります。8,000字以内でまとめてください（図表・写真含む）。原稿の採否については編集委員会で検討します。

●読者のみなさんとともにつくる雑誌をめざしています！

　「クローズアップの取材に来てほしい！」「こんな特集をしてほしい」「この記事は面白かった，役に立った」など，思い立ったことやご意見などもお気軽にお寄せください。お待ちしております。原稿のデータはメールで下記の送付先までお送りください。

送付先・お問い合わせ

（株）精神看護出版編集部

〒140-0001　東京都品川区北品川1-13-10　ストークビル北品川5F

TEL. 03-5715-3545　FAX. 03-5715-3546　E-MAIL. ed@seishinkango.co.jp

どん底からのリカバリー
WRAP®を使って。

第19回 ▶ **2つの「リカバリー」③**

アドバンスレベルWRAP® ファシリテーター
増川ねてる ますかわ ねてる

みなさん，新しい年度が始まっていますね。例年なら，「心機一転，新しいフィーリングで！」っていうところなのですが……。さて，今年はどうでしょう？（いま僕は，3月の半ばから，未来のみなさんに向けて書いています）

前回までの2回を使って，「2つの『リカバリー』」という文章を書いてきました。応答してきた問いは，一貫して，

Q15
しかし，そもそもリカバリーって，「パーソナル・リカバリー」の意味だったのに，どうしてわざわざ「臨床的リカバリー」をもち出して区別するようになったのでしょうか。

前回で，だいたいの着地点も見えた！　と思ったので，今回は新しい話題と思っていたのですが，どうしても釈然としないことがあったので，もう一度，続きを書かせてください

それは，前回の図2（旧）。これが，よくなかったと思っています。

「クリニカル」と「ソーシャル」

前回，「Making Recovery a Reality」[1]から，次の文章を引用しました。「『リカバリー』の中心にある考えは，『リカバリー』は必ずしも治癒（“クリニカル・リカバリー”）を必要としていないということです。むしろ，メンタルヘルスの困難さとともにある個人の生活において，病を越えて自分自身の人生を構築する（“ソーシャル・リカバリー”）のための，ほかのものとの代えの利かない（かけがえのない）旅路を強調しています。このように，人は自分の人生をリカバリーすることができます。そこには，自分の病からリカバリーをするということは必須ではありません／筆者訳」。

この文章をもとに前回の図2（旧）を作成したのですが，ずっと違和感がありました。あの図2（旧），みなさん，どう思われましたか？

印刷の直前に編集部に連絡。削除の依頼をしました。しかし……時すでに遅し。削除ができない状況になっていることが知らされました。この図2（旧），作図したものの意味がない……意味がないどころか，うまく自分の頭のなかを表現してはいないと思ったのです。

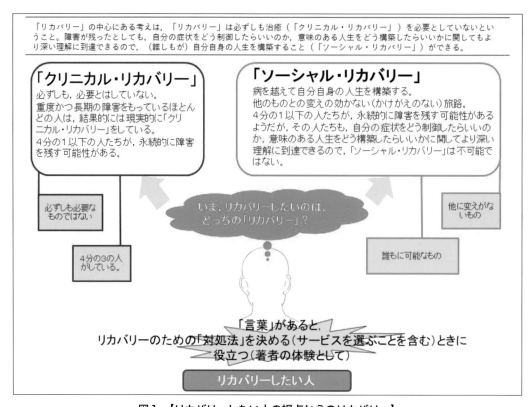

図1 【リカバリーしたい人の視点からのリカバリー】
「クリニカル・リカバリー」と「ソーシャル・リカバリー」という言葉を使うことで、リカバリーのための
「対処法」（サービスを含む）を決める時に役立つ

それなら、この図2（旧）が1か月後（つまり今回）にどうなるかを読者の方に見てもらおう。そして、「違和感」を感じたなら、何かを僕に届けてくれるかもしれない。僕もいまの「限界」をみなさんにお見せして、そして次に修正をする「この過程」も読者のみなさまに見ていただこう、思い直しました。

それから、ずっと考えていました。朝に、夜に。部屋のなかで、散歩をしながら。そうして、見えた新しい図が、図1です。

前回も書いたように、（僕は）医療的に困った

ときには「クリニカル・リカバリー」を選んで医療の専門職にサポートを求めますし、困り事が、社会的なものだと思う場合には「ソーシャル・リカバリー」を選んでリハビリや、福祉の専門職にサポートを求めます（これを間違えると、ちぐはぐなことになります）。

「クリニカル・リカバリー」と「ソーシャル・リカバリー」という言葉を使うメリットは、リカバリーのための「対処法」（サービスを含む）を決めるときに、役立つということ。「助けて」を言う相手を見極めるのに、この「2つのリカバリー」の言葉は、役立つのだと思います。

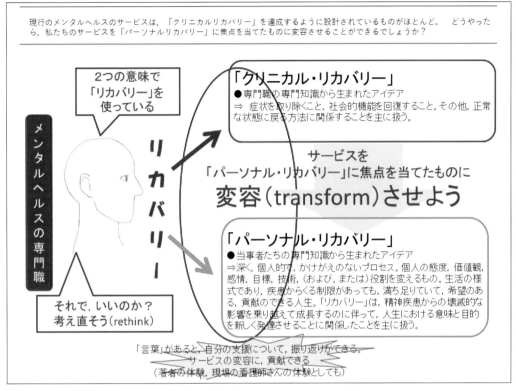

現行のメンタルヘルスのサービスは、「クリニカルリカバリー」を達成するように設計されているものがほとんど。 どうやったら、私たちのサービスを「パーソナルリカバリー」に焦点を当てたものに変容させることができるでしょうか？

2つの意味で「リカバリー」を使っている

メンタルヘルスの専門職

リカバリー

それで、いいのか？ 考え直そう（rethink）

「クリニカル・リカバリー」
●専門職の専門知識から生まれたアイデア
⇒ 症状を取り除くこと、社会的機能を回復すること。その他、正常な状態に戻る方法に関係することを主に扱う。

サービスを「パーソナル・リカバリー」に焦点を当てたものに
変容（transform）させよう

「パーソナル・リカバリー」
●当事者たちの専門知識から生まれたアイデア
⇒深く、個人的で、かけがえのないプロセス。個人の態度、価値観、感情、目標、技術、（および、または）役割を変えるもの。生活の様式であり、疾患からくる制限があっても、満ち足りていて、希望のある、貢献のできる人生。「リカバリー」は、精神疾患からの壊滅的な影響を乗り越えて成長するのに伴って、人生における意味と目的を新しく発達させることに関係したことを主に扱う。

「言葉」があると、自分の支援について、振り返りができる。
サービスの変容に、貢献できる
（著者の体験、現場の看護師さんの体験としても）

図2 【専門職の視点からのリカバリー】
「クリニカル・リカバリー」と「パーソナル・リカバリー」という言葉を使うことで、自分の支援について、振り返りができる。

「リカバリー」作図のポイント

　図1（改）を作成したときのポイントは、「誰の視点」から見るの？　ということでした。

　これは、前回掲載した図1（旧）でも同じです。図1（旧）を書いたときには、「メンタルヘルスの専門職」の〈視点〉ということを強調していたのですが、図2（旧）は、「当事者」の〈視点〉ということはあまりにも自明過ぎて、明示していませんでした（そしてそれが前回の図がうまく描けていない理由でした）。

　もう一度、くり返します。「リカバリー」を語るとき、注意しないといけないのは、その「リカバリー」は「誰の視点」から描いているのか？ということだと思います。

　また、あらためて前回掲載した図1（旧）も改定して図2（改）を作成しました。上記をふまえて見ていただけたらと思います。図1（改）と並べてみていただくことで、「『誰の視点』からみるの？」の重要性が明確になると思うのですが、どうでしょう？　感想、ご意見をお願いします。やがて、日本における「リカバリー」

の風景が立ち上がってきたらいいなと思っています。

イギリスとアメリカ

ここ3か月，「クリニカル・リカバリー」と「パーソナル・リカバリー」，「クリニカル・リカバリー」と「ソーシャルリカバリー」，そして（単なる）「リカバリー」という話をしてきましたが，1つ忘れてはいけないこと，共有しておかないといけないと思うことがあります。

それは，「クリニカル・リカバリー」と「パーソナル・リカバリー」，「クリニカル・リカバリー」と「ソーシャル・リカバリー」という語のいずれもが，英国（以下，UK）の文献に現れるものだということ。そして，アメリカ（以下，US）においては，「リカバリー」は（単なる）「リカバリー」と言っていると思います（少なくとも，僕は，USの文献で，「クリニカル・リカバリー」「パーソナル・リカバリー」「ソーシャル・リカバリー」という言葉を見たことがありません。でも，これは不勉強のせいかもしれないので，ぜひともみなさんの知識を分けていただけると助かります）。

「概念」は，〈文化の土台の上に成り立っている〉という原則はきっと合っていると思います。そして，「リカバリー」の概念においても，このことはとても重要。

では，UKリカバリーシーンと，USリカバリーシーンの違いは何か？

かつて，野中猛先生が言っていたことが，僕には理解の役に立っています。とても整理されているので，それをみなさんにもご紹介させて

ください。

「アメリカ合衆国の文化を特徴づけて，世界に影響を与えた活動のひとつは，セルフヘルプグループでしょう，自助団体とか当事者組織と表現することもあります。同じ悩みや問題，共通する立場，似たような運命にある者同士が，自発的に集まって支え合う活動です」[2]。

（この文章の後に，「クラブハウスの紹介」「エンパワメント」「ヘルパーセラピー」，そして「SSTの紹介」と続きます）

「北米のリハビリテーションでは，こうした技術を練習して，個人としての能力を上げることに焦点をあてています。対して欧州では，社会環境側のシステムを整えて，弱者も平等に生きられるように配慮することを強調します。そこで，技術を学ぶならば北米で，政策を学ぶならば欧州がお薦めということになります（下線強調，筆者）」[2]。

そうなのです。

「クリニカル・リカバリー」と「パーソナル・リカバリー」，「クリニカル・リカバリー」と「ソーシャル・リカバリー」という言葉は，「ゆりかごから墓場まで」という言葉を生んだ歴史・文化をもつUKの〈政策の言葉〉としてとらえると，とてもわかりやすいのです。リカバリーを政策のなかに位置づけて，リカバリーに取り組む人を支えようという意図を感じます。

では，「技術」「セルフヘルプ」のUSは「リカバリー」をどう表現したか？　あらためて見ていきたいと思います。

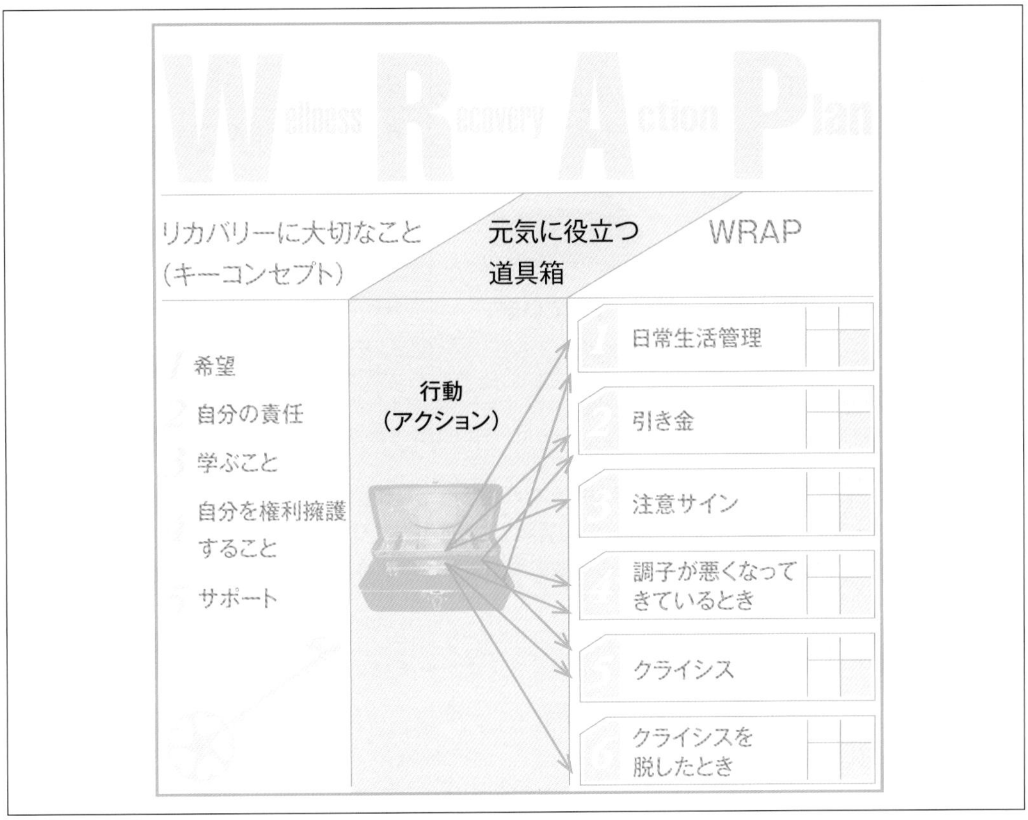

図3 「WRAP」 たとえばこんな使い方①

SAMHSA2011年モデル

　僕は，WRAPや，「SAMHSA2011のリカバリー・モデル」を愛用しているのですが，それは，それらが「セルフヘルプ」の文化のなかでつくられてきた「リカバリー・ツール」ということが要因していると思います。「リカバリー」に出会ったとき，僕は，「自分をリカバリーさせよう！」と必死でした。そして，コロナ禍で「WRAPが機能しない」となったときにも，それでも思っていたのは，「リカバリーがしたい」でした。

　そんな「リカバリーがしたい」に応えてくれ

たのが，「WRAP」であり，連載10回目で紹介した「SAMHSA2011年モデル」です。

　WRAPを僕がどう使っているかを図にすると図3，図4のようになります。

　そして「SAMHSA2011年モデル」は，図5と表1のようになります。

　コロナ禍で，「WRAP」が機能しなくなったときに，助けてくれた「SAMHSA2011年モデル」。抜群に使いやすいと思っています。

　図5は真ん中に，「リカバリーの定義」（WORKING DEFINITION）があって，それを「リカバリーをサポートする4つの主な側面」（four major dimensions that support recovery）

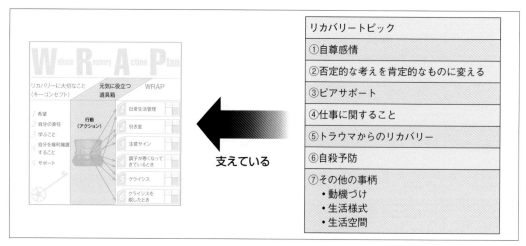

図4 「WRAP」 たとえばこんな使い方②
WRAPは，「キーコンセプト」「元気に役立つ道具箱」「WRAP」「リカバリートピック」の４つのパートで成り立っていますが，その４つのパートの筆者の用い方を図にするとこうなります。

が４方向から支えています。

　この図5で，僕は自分の「リカバリー」を概観するようにしています。

　このリカバリーモデルを使ってみて実感しているのは，「健康」「家」「目的・目標」「コミュニティ」が自分のリカバリーを支えてくれているということです。自分がどんなに「リカバリー」を働かせようとも，この４つの支えがぐらついていると，「リカバリー」は安定しません。自分がどんなにがんばっても，リカバリーがうまく起きない感じです。イメージとしては，４つの柱を脚としてその上の平面にリカバリーが乗っているテーブル（またはイス）のような感じです。なので，どんなに自分にリカバリーをかけてもそれが持続しないときには，この４つを見直すことをします（そうすると，このどれかが，またはいくつかが，弱くなっているのを見つけますので，そこを整えます）。また，普段からこの４つを意識して強化したり，

メンテナンスすることをしています。

　そして，「リカバリー」を用いる領域は，真ん中の囲みの①②③。
①健康や自分らしさ
②自分で主導する人生
③もって生まれたものを発揮すること

　この３つの領域について，「リカバリー」をかけることができるという認識は，「リカバリー」を真に使えるものにしてくれました。この認識をもつ前は，焦点が絞りきれていなくて，なんでもかんでも「リカバリー」と呼んでいました。やがて，「自分らしさの回復」を「リカバリー」と呼ぶように僕はなっていたのですが，この「SAMHSA2011年モデル」は，そのほかの領域（②③）も視野に入れていて，そのことが2020（令和2）年6月に僕を救ってくれたのでした。

　次に，「では，本人のなかではどんな力が働いているのか？」というと，それが，表1の「プリンシパル（原理）」です。

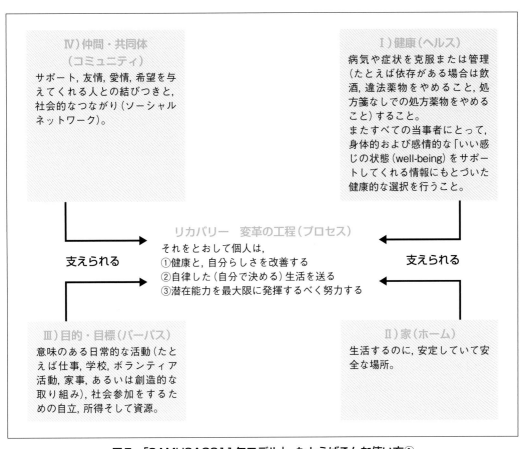

図5 「SAMHSA2011年モデル」 たとえばこんな使い方①

表1 「SAMHSA2011年モデル」 たとえばこんな使い方②

10GUIDING PRINCIPAL OF RECOVERY	
①Hope　希望	⑥Relational　関連づけられている
②Person-Driven　人間主導	⑦Culture　文化
③Many Pathways　いくつもの道がある	⑧Addresses Trauma　トラウマ対処
④Holistic　全体論的（ホリスティック）	⑨Strengths／responsibility　能力／応答する力
⑤Peer Support　ピアサポート	⑩Respect　尊重／なめてかからない／ばかにしない

　この10の原理を回転させることで，①②③の領域の「リカバリー」が立ち上がっていきます。逆からいうと，この10の原理が，①②③の領域の「リカバリー」を導いてくれます。そして，僕は2020年の夏前からこの「10の原理」を使うようになりましたが，これが本当にいい。とてもシャープに切れ味よく働いてくれるのです。

そして，このリカバリーは，誰の視点から書いているのかというと，「個人」（individuals）です。つまり，この図や表を見ている「（1人1人の）みなさん」です。

日本での「リカバリー」のために

「医療ではもう限界です」という（当時の）主治医の言葉から僕の「リカバリー」への旅路は始まりました。そして，「セルフヘルプ」の文脈で「リカバリー」という言葉を知った僕は，USリカバリーシーンの影響を強く受けています。そして，ツールもUSのものを愛用しています。仕事も，WRAPファシリテーターというものをやっていますし，普段の生活も「WRAP」と「SAMHSA2011年モデル」を使っています。ピアサポートの研修も，USのものでしたし，自分は，〈USリカバリーキッズ〉だと思っています。そして，自分の「リカバリー」を考えたときには，〈USリカバリーシーン〉がなじむし，好きです。

でも，日本のリカバリーシーンへの貢献も，そろそろできたらいいな，そんなことも思うようになりました。「制度のUK」「セルフヘルプのUS」。では，日本は「何のJ」になるのでしょうか？　それは，きっとこれからみんなでつくっていくもの，あるいは，これから再発見していくものかと思います。個人の次元を超えて，「この国での」リカバリーというものが，やがて特徴的に表れるのかなと思っています。

今回は，僕の体験と世界観を（ひとまず）まとめさせていただきました。（まだ紹介したい「リカバリーモデル」，スコットランドの「CHIME」や，アメリカの「New Freedom Commission on Mental Health」のリカバリーなどもあるのですが，紙面がつきました）。今回は，（主に）使っているものを並べて終了です。

次は，みなさんのお話を聞きたいです。対話をしましょう。そして，「Jのリカバリー」をともに立ち上げられたらと思います。お便り，お待ちしております。

〈引用・参考文献〉
1）Mike Slade：100 ways to support recovery —A guide for mental health professionals Rethinkrecovery series: volume 1. https://toronto.cmha.ca/wpcontent/uploads/2016/07/100-waystosupport-recovery-Rethink.pdf（2021年2月2日最終閲覧）
2）野中猛：心の病 回復への道. 岩波書店, p.149-153, 2012.
3）Geoff Shepherd, Jed Boardman, Mike Slade：Making Recovery a Reality. https://www.meridenfamilyprogramme.com/download/recovery/tools-for-recovery/Making_recovery_a_reality_policy_paper.pdf（2021年2月2日最終閲覧）
4）Substance Abuse and Mental Health Services Administration：Recovery and Recovery Support. https://www.samhsa.gov/find-help/recovery（2021年2月2日最終閲覧）

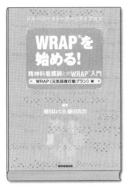

リカバリーストーリーとダイアログ
WRAP®を始める！
―精神科看護師とのWRAP®入門 第2弾
●WRAP（元気回復行動プラン）編●

A5判　296頁　2色刷り
2018年6月刊行
定価2,200円
（本体価格2,000円＋税10%）
ISBN978-4-86294-060-5

【編著】増川ねてる
（アドバンスレベルWRAPファシリテーター／特定非営利活動法人東京ソテリア ピアサポーター）

藤田　茂治
（訪問看護ステーションりすたーと所長／WRAPファシリテーター）

『WRAP®を始める』待望の続編ついに刊行！

『リカバリーのキーコンセプトと元気に役立つ道具箱編』の発刊から2年あまり……。ついに, 続編である『WRAP（元気回復行動プラン）編』が刊行となりました。本書で紹介しているのは6つのプラン（日常生活管理プラン・引き金のプラン・注意サインのプラン・調子が悪くなってきているときのプラン・クライシスプラン・クライシスを脱したときのプラン）。これらのプランは前書で紹介した「道具箱」を使いこなしていく仕組みです。WRAPは自分のトリセツ（取扱説明書）, それを作るかどうかは皆さん次第, でも作ってみると, きっといまとは違った世界が見えてくるはず。

●本書の目次●

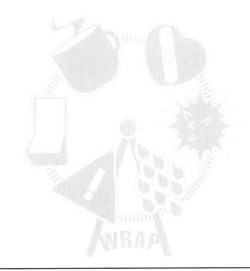

Web会議ツールを使用した質的看護研究の実際

計画立案からデータ収集まで

高橋美穂子 *たかはし みほこ*
前・亀田医療大学看護学研究科 修士課程／現・日本赤十字看護大学看護学研究科 博士後期課程

 はじめに

　筆者の修士課程における看護研究は，2020（令和2）年，コロナ禍真っ只中での実施であった。研究内容は東京都内の施設に勤務する看護師複数名を対象とし，教育介入をする質的研究であったが，感染対策上，対面での実施が困難になってしまった。研究協力の依頼から同意確認，グループでの教育介入（レクチャー，事例検討会），個別インタビューまで，すべてWeb会議ツールを使用して行った。いまだ収束が見えないため，今後はオンラインツールを使用しての看護研究を検討する学生や研究者も増えてくることが予測される。また，感染対策としてばかりでなく，場所や時間が制限されないからこそ，いままで依頼が難しかった人にも協力を得られる可能性が広がったと感じている。

　本報告は，修士論文を提出し終えたいま，1年前に作成した研究計画書にもとづいてあらためて一連のプロセスを振り返り，オンラインツールを使用して質的研究をするにあたっての注意点や工夫できる点，メリットなどをまとめたものである。筆者自身もWeb会議ツール初心者であったためいたらない点もあると思うが，この報告が現在コロナ禍で研究が滞っている方々の一助になれば幸いである。

 研究計画の立案

1）使用したWeb会議ツール[1, 2]

　現在はさまざまなWeb会議ツールがあるため，それぞれの特徴や詳細は別稿に譲るが，筆者がZoomを選択した主な理由は，安全性と操作性の両方を満たすツールであると考えたことである。

　まず安全性については，現在のバージョン5.0（2020年4月28日リリース）では，バージョン4.0までででは不足していた安全性の強化策がとられており，特に認証つき暗号の「AES 256-bit GCM」モードがサポートされている（2020年5月30日開始）のが特徴である。またホスト側で待機室の有効化やミーティングのロックなどセキュリティ上の細かい設定が可能で，ミーティングの特徴に合わせてカスタマイズすることができる。さらに，Zoomのセキュリティを有効に活用するため，その都度，最新バージョンのダウンロードを全員に実施してもらうことを徹底するとともに，毎回URLを変更することとした。

　操作性については，画面がシンプルでわかりやすいため，はじめてでも操作しやすく，操作方法の説明もしやすいことがあげられる。加えて，研究対象者（以下，対象者）がアカウントを登録していなくても使用が可能であり，か

つ，PC，スマートフォン，タブレットなど，どんなデバイスからでもアクセスができることが特徴である。またデータ通信量を抑えながら比較的高品質な通話が可能であり，グループの場合参加人数が多くても影響を受けにくい。

2）研究者の事前準備

（1）Web会議ツール使用に関して

対象者がWeb会議ツール使用に慣れていない場合，接続から操作まで，すべて文書および口頭での説明が必要となる。また，慣れないうちはトラブルも起きやすい。研究者自身があらかじめすべてのデバイスに関して仕様を把握したうえでホストとしての操作に慣れておき，トラブルにも対応できるようになっておく必要がある。また，ホスト側でセキュリティ上の設定が可能なツールの場合は，その研究に合わせた設定を行うことでより安全性は確保されやすくなる。

なお，研究者がそのツールの有料会員か否かによって，可能な接続人数や接続時間などに制限が生まれる場合もあるため，使用目的によっては有料登録することも必要である。

（2）インタビューやファシリテートに関して

質的なデータ収集においては，相手の緊張度合いや場の空気が，得られるデータにも影響し得る。研究者自身が多くの場面でWeb会議ツールの経験を積み，必要であれば録画を見返しながら，自身の表情や態度，言葉遣いの特徴を把握し，相手に話しやすいと思ってもらえるような練習が必要であろう。

3）対象者への事前の確認事項

（1）リモート参加をするための環境の確認

使用するデバイスの種類，1人になれる場所があるか（難しい場合はマイクつきのイヤホンやヘッドホンを持っているか），Webカメラはついているかを確認する。スマートフォン，タブレット，ラップトップPCはほぼカメラが内蔵されていると考えられるが，デスクトップPCの場合は内蔵されていないこともあるため，事前の確認が必要となる。マイクつきイヤホンやカメラがない場合は，研究者が準備し，研究期間中に貸し出す。

（2）通信環境の確認

モバイル通信ではデータ通信量の負担が大きい。通信量制限のない固定回線やWi-Fiが使用できるか，会話をするのに必要な速度が確保されるかを確認する。安定したインターネット環境がない場合は，研究者がプリペイドWi-Fiを研究期間中に貸し出すことも検討する。

（3）双方向のWeb会議の経験，研究に使用するWeb会議ツール自体の使用経験の確認

使用経験の有無の把握は，インタビューをよりスムーズに実施するために必須である。操作に慣れていない対象者に関しては，事前に一緒に操作練習できることを提案する。または同意確認の際に，多めに時間をとって操作練習やオンラインで話すことに慣れてもらう機会とすることも有効である。

（4）連絡方法

Web会議ツール使用の場合は，事前の打ち合わせや当日の招待など，対象者とやりとりをする機会が多くなるため，複数の連絡方法を決めておくとスムーズである。研究者・対象者双方のプライバシーに考慮したうえで，e-mail，ショートメッセージサービス（SMS），LINEなど，それぞれの協力者の希望に合わせた連絡方法を

相談する。また資料の郵送が必要な場合は，送り先の住所の確認も必要である。

 ## データ収集の実際

ここでは個別とグループでのデータ収集に分け，それぞれ工夫できることを紹介する。

なお，承諾を得たうえで会議ツールの録画・録音機能を使用するが，ツールによっては録画だけ，録音だけも可能であるため，対象者の希望や研究目的に合わせて，記録の仕様の設定を行ってから開始する。また，ボイスレコーダーをZoomの録画録音機能と併用する場合は，研究者自身がイヤホンやヘッドホンを使用していると，通常の設定ではボイスレコーダーで相手の声を拾うことができないため注意が必要である。

1）1対1でのやりとり（同意確認，個別インタビューなど）

（1）カメラの使用と画面表示

カメラの使用は，互いの反応や様子を確認しながら進めるための助けとなるばかりでなく，互いの安心につながり，かつ発言のタイミングなどもはかりやすくする効果がある。そのため，カメラはオンで行うことが望ましいと考える。スピーカービュー（話し手の顔が大きく表示されるモード）にするかギャラリービュー（参加者全員が同じ大きさで表示されるモード）にするかは，どちらがより話しやすいかを対象者に選択してもらえるよう切り替え方を伝えておくとよい。

（2）画面共有

インタビューガイドや資料を相手にも提示する場合は画面共有でも可能であるが，ガイドと相手の表情を交互に見比べる必要が出てくるため，慣れないと互いに集中力がとぎれやすい。後述の「2）（3）画面共有」を参考に，資料を手元においてもらうことも検討する。

（3）インタビュアーの役割

画面越しでは対面に比べて，語りのなかでのちょっとしたひっかかりをとらえて言葉をそえたり掘り下げたりすることが難しいため，インタビュアーはそれを察知できるような慣れと意識が必要である。また，相手が不安な思いや不快な思いを抱えたままでインタビューが進むことのないよう，察知した異和感はていねいに相手に伝えていくことが望ましい。

2）グループでのやりとり（グループインタビュー，レクチャーなど）

グループへの参加者全員がそれぞれリモート参加とした場合の方法を紹介する（対面参加とリモート参加が混在する場合はまた別の工夫や配慮が必要となるため，ここでは割愛する）。

レクチャーの際も，ウェビナー（一方通行の形式。対象者とのやりとりはチャット機能のみとなる）ではなく双方向の形式のほうが，対象者の反応や理解度の確認ができる。

（1）カメラの使用

グループの内容にもよるが，理解度や反応をよりていねいに確認しながら進めるためには，カメラは全員がオンの状態がよいと考える。さらに，発言者以外の対象者の様子を確認するためにはギャラリービューが望ましい。研究者だけでなく，対象者全員にギャラリービューを推奨することで，互いの様子を感じとることが可能になる。その代わり長時間になる場合は，個

人ワークの間はカメラをオフにする，休憩を入れるなど，それぞれが1人で休める時間の工夫もする。

(2) マイクのミュート

マイクのミュート機能は，人数や内容によって使い分けることが望ましいが，ミュートにすると互いの雰囲気を感じにくく，また発言のタイミングにも遠慮が生じやすくなるため，筆者の感覚的には，雑音に気をつけながら基本は常時オンにしておくほうがよいと感じている。

(3) 画面共有

資料閲覧は画面共有でも可能であるが，そうすると共有画面がメインとなり，互いの反応を確認しづらくなる（ツールによっては対象者が自分で画面の配分を変更することも可能であるが，不慣れな場合，またさらに説明が必要となる）。そのため，時々画面共有をオフにしてギャラリービュー画面に戻しながら対象者と交流をはかる。

画面共有を使用しなくても済むように資料を事前に配布したり，共通のURLを配布することで各自が自由に閲覧や編集を行えるような別のオンラインツールを併用したりするなどの工夫も可能である。

(4) ファシリテーターの役割[2]

疑問や不安があればいつでも言葉にしてよいことを事前に伝え，会の途中でも適宜伝える。また，1対1以上に，グループでのリモート参加は慣れないと緊張を伴うものである。グループを開始する際は，いきなり本題に入るのではなく，チェックインやアイスブレイクの時間を対面のとき以上に大事にする必要があると感じている。

リモート参加の場合は，対面に比べて，質問や感想が場全体ではなくダイレクトに研究者や特定の対象者に向きやすい印象があるため，1対1の対話だけにならないように，誰かの重要な発言，気にかかる発言などは，ファシリテーターが拾い全体に話題を投げかける。ただし，場をコントロールしすぎないようなバランスは必要である。会が始まる前にも，発言は1対1のやりとりに偏らずに全員へのメッセージとなるよう心がけることが望ましい旨を共有しておく。

一方でリモート参加では対面に比べて本音が言いやすいという意見もあり，Web会議ツール使用時の独特の距離感をどうとらえるかは，それぞれの性格やツールへの慣れなども因子となり，個人差の大きい印象がある。より活発な場になることが期待されると同時に，誰かが責められた気持ちにならないような配慮の必要性について周知する。

(5) 対象者にお願いすること[2]

オンラインでは対面に比べて感情の交流がはかりにくいため，うなずきやジェスチャーなどノンバーバルなコミュニケーションを積極的にとりいれる。また感想や共感の気持ちは，通常よりも意識して言葉で表現する。

(6) 終了後のフォロー

リモート参加では，終了後の対象者の様子がわからないためフォローがしにくい。グループでのやりとり中に様子が気になる協力者がいた場合，また不安なことや疑問に思うことなどがあれば個別で受けつけ，状況によっては再度Web会議ツールを接続してフォローすることも必要であろう。

3) オンラインにおける倫理的配慮[2]

閉鎖空間でのやりとりではないため，対象者本人や，対象者の話の内容，また研究者自身についても情報保護が必要となる。

(1) 参加場所

職場内の一室，自宅など，1人になれる場所を確保し，まわりに不特定の人がいるようなカフェなどは避ける。

(2) まわりの人への情報漏洩の防止

同居している家族など，まわりにいる人に情報が漏れることを防ぐため，1人になれる部屋を確保してもらう。また部屋は別でもまわりに人がいるような環境では意外と音はもれやすく，情報漏洩のみならず，まわりの人の仕事や生活を邪魔することにもつながるため，マイクつきイヤホンの使用を推奨する。マイクつきイヤホンがない人には研究者が準備して貸し出す。

(3) 自宅や自室の公開回避

自宅や自室が公開されることにより，物理的な安全，心理的な安全が脅かされることを防ぐため，背景をバーチャルにする方法を紹介する。ただし，相手のデバイスの仕様によってバーチャル背景が取り込めない場合もあるため，その際は，壁やカーテンなど，個人的な背景が映り込まないような場所を確保してもらうよう提案する。

(4) 対象者による録画の禁止

ホスト（研究者）の許可なしに録画ができない設定にしておく。また，ほかのデバイスによる間接的な録画・録音禁止する旨を対象者全員で共有する。

Web会議ツールを使うメリット

Web会議ツールを使用して質的研究を行うことの懸念やデメリットに関しては，ここまでの計画のなかにその注意点や工夫として盛り込んできた。一方，オンラインで質的研究を行うメリットも大きいと感じている。

1) 研究対象者の範囲が広がる

研究者が足を運ぶ必要がないため，遠方であっても（たとえ海外であっても）協力を得られる。また，時間や生活の状況を考慮しながら互いの都合を合わせられるため，対面では難しかった人にも依頼が可能である。

2) 時間的・金銭的負担が軽減する

その都度，対象者のもとに足を運ぶ必要のある研究者にとってはもちろん，対象者にとっても，自宅や職場など生活のなかでその時間を確保するだけで参加できることは，負担の軽減につながる。また日程の都合が悪くなった場合や，データの飽和のためにインタビューを追加する際にも日程の再調整がしやすく，対面に比べて互いの遠慮も生じにくいと感じる。

3) 録画が容易にできる

通常インタビューでは録音によってデータ収集をすることが多いが，録画が可能になると，相手の表情やノンバーバルなものなど，録音では得られなかったデータが再現される。特にグループに関しては，対面で仮にビデオカメラを回したとしても，なかなか1人1人の表情までをとらえきることは難しい。画面の録画であれば，誰がどのような表現で話したかが再現さ

れ，臨場感のあるデータを得ることが可能になる。またデータ収集，分析，考察がしやすくなるばかりでなく，スーパービジョンもより受けやすくなる。

 研究対象者からの感想

　ここまで研究者の視点から述べてきたが，対象者の側からの視点も紹介したい。今回の対象者は4名ともWeb会議ツールはほぼ未経験で，うち3名はソフトのダウンロードから始めるという状況だった。ツール使用に関する慣れの程度，また，研究者と対象者が（グループであれば対象者同士も）初対面か否かによっても，緊張感や不安は大きく異なることが予想されるため，一般化はしづらいが，一意見として参考にしてほしい。

1）Web会議ツール使用に関する不安

　PC操作が苦手な対象者もおり，最初の接続の際は「うまくつながっているのか，自分の声が聞こえているのか」といった不安が強かったようだが，事前の連絡や当日の操作方法の説明など，研究者の配慮によって負担感が軽減したということであった。また使用するデバイスによって操作方法が違うため，「説明もあると助かる」という意見もあった。

　またインタビュー中の話しやすさについては，「慣れてくればそれほど抵抗は感じなかった」「研究者が話を聞いてくれると思えることが安心につながった」という声があった。

2）安全性への不安

　「PCのことがよくわからないため，セキュリ

ティは大丈夫と言ってもらえるだけで安心できた」という声があった。Web会議ツールの安全性については漠然とした不安をもつ人も多いため，研究者自身がそのツールのセキュリティー設定について十分に理解したうえで，安全性の確保がされているツールであることを伝えるとともに，ツールのアップデートやURLの流出防止に関しては対象者から協力を得ることも必要である。

3）ネット環境の重要性

　それぞれの対象者と複数回ずつ接続し，ほぼ問題は生じなかったが，時間帯によっては一時的に不安定になった回があった。対象者はそのときの気持ちを「途中で固まると，どこまで話したっけ？　ちゃんと伝わったのかな？　というもどかしさがあった」と話しており，研究者側の安定したネット環境の確保，対象者側の事前のネット環境の確認に加え，不安定になった場合のフォローは十分に行う必要があろう。

4）日程調整・時間確保のしやすさ

　自宅から参加できることで時間の短縮がはかれ，負担が大きく軽減したと複数の対象者が述べていた。仕事の都合や育児によって外での協力が難しい人にとっても，自宅でなら時間をつくりやすいため，研究協力がしやすくなるメリットは何より大きいと思われる。

5）発言のタイミング

　グループでのやりとりの感想として全員が口を揃えたのは，発言のタイミングがはかりにくいということであった。場の空気を肌で感じづらいため，次に誰が話しそうか，自分が話し始

めてもいいのかがわからず躊躇してしまうといった声が聞かれた。プレテストでも同様の意見が多かったため，今回工夫したこととして話したい人が手をあげるようにしてみたところ，お互いに察知しやすくなり，難しさが軽減したという感想が聞かれた。

一方で，「次に誰がしゃべるのかなって思うと，最後まで発言を聞く姿勢が必要になるので，待つことの訓練にもなる」「いい意味で空気を感じないので沈黙がそんなに苦にならない」といったオンラインならではの強みとしての感想も聞かれた。対面であれば，会話が弾むとつい相手の発言にかぶせて話し始めてしまったり，沈黙に耐えかねて口を開いたりということも往々にしてあるが，今回は十分に相手の話を聞き終え，沈黙を気にせずに考えをまとめることができたようである。

6) 共感の伝え方・伝わり方

空気感や共感の伝わらなさについては，はじめに対象者らと共有をし，意識して態度や言葉で伝えることをお願いしたうえでのグループ開催であった。それが功を奏したのか，全員が緊張はしたと話しながらも，共感の伝わりにくさはなかったと感じていた。また，「けっこうみんなうなずいてくれて，それが画面上でよくわかった。逆に実際に集まって丸く座ったら，いろんな人の方向を見て話さなければいけないけれど，ぱっと画面で全員の反応が見えるからむしろわかりやすい」というメリットを感じていた対象者もいた。これに関しては研究者も同感で，ファシリテートする際，円になって座っているときより1人1人に目が配りやすかったように感じている。

一方で，「『そうそう！』っていう相づちだけの共感って，みんながするとなんかそれで安心感があるけど，オンラインツールは誰か1人しか話せないから，4倍じゃなくて，1人分の共感しか返ってこないというさびしさがあった」という感想もあった。しかしだからこそ，「共感を，『そうそう！』って伝えるだけだと，その後がしーんってなっちゃうから，なんでそう思ったのかを説明しないといけなかった。『そうそう！』っていう共感って，何に対する共感かわかりづらいので，その内容を言葉で言えたのはよかったかなと思います」という気づきも得られていた。

協力者らがオンラインで得た気づきは，決してオンライン限定のものではなく，むしろ日常のコミュニケーションにもつながり得るヒントがあるように思う。現在のコロナ禍において，仮に対面で集まったとしても，互いの距離をとったりマスクで顔が隠れていたりして，空気の伝わりにくさを感じる場面が多い。そういった際にも通ずる大事な気づきではないだろうか。

おわりに

質的な研究においてWeb会議ツールを使用することは，決して妥協策ではなく，十分に理解し準備をしたうえで行えば，むしろこれまでにない強みを発揮する可能性を秘めていると実感している。いまだからこそ，より多くの研究者にオンラインの可能性を感じていただけたらと願う。そして今後さらにくわしい情報，発展した方法についての情報が発信されることを期待したい。

筆者の研究計画書は，対象者とは別のメンバ

ーとともに，プレテストとしてオンラインで事例検討会を行い，そこで得られた多くのフィードバックをもとに作成した。このメンバーたちの協力なしに筆者の研究は実現しなかった。あらためて心からの感謝の気持ちを伝えたい。なお，このプレテストとして行った事例検討会の詳細については，メンバー全員による振り返りと体験談を紹介している[2,3,4]ため，興味をもたれた方は参照されたい。

　最後に，対象者のみなさま，オンラインでの研究をサポートしてくださった宮本眞巳先生に，感謝申し上げます。

〈引用・参考文献〉
1）Zoom（2020,4月22日）：COMPANY NEWS Zoom Hits Milestone on 90-Day Security Plan, Releases Zoom 5.0. https://blog.zoom.us/zoom-hits-milestone-on-90-day-security-plan-releases-zoom-5-0/?_ga=2.25159034.1782487456.1614046170-30603214.1586845350（2021年4月7日最終閲覧）
2）宮本晶，高橋美穂子：オンライン勉強会の体験から①．精神科看護, 47（12）, p.32-39, 2020.
3）栗原淳子：オンライン勉強会の体験から②．精神科看護, 47（13）, p.50-53, 2020.
4）土居稚奈，山岡栄里，大石果純，佐藤美雪，竹林令子：オンライン勉強会の体験から③．精神科看護, 48（1）, p.50-54, 2021.

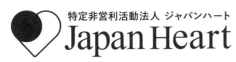

精神科訪問看護と新人教育，または感性をめぐって

毎度おなじみ精神科訪問看護ステーションの管理者たちと大学教育に従事するメンバー（＋地域生活支援室室長）によるZoom座談会。

今回は「新卒者が訪問看護ステーションに就職を希望したら……？」というテーマ。やっぱり躊躇するという意見の多いなか，話は精神科訪問看護の感性の話題へ……。

● 〈執筆者〉

藤田茂治　ふじた しげはる [1]
矢山 壮　ややま そう [2]
宮本満寛　みやもと みつひろ [3]
鍋島光徳　なべしま みつのり [4]
安保寛明　あんぽ ひろあき [5]
松本和彦　まつもと かずひこ [6]
梅原敏行　うめはら としゆき [7]
南 香名　みなみ かな [8]
小成祐介　こなり ゆうすけ [9]
村尾眞治　むらお しんじ [10]
田中浩二　たなか こうじ [11]

1) 訪問看護ステーションりすたーと（埼玉県さいたま市）所長
2) 関西医科大学看護学部・看護学研究科（大阪府枚方市）講師
3) らいず訪問看護ステーション（石川県七尾市）統括責任者／精神科認定看護師
4) 訪問看護ステーションあいてらす太宰府（福岡県太宰府市）管理者
5) 山形県立保健医療大学看護学科（山形県山形市）教授
6) プラスワン訪問看護ステーション（佐賀県鳥栖市）統括所長／精神科認定看護師
7) 訪問看護ステーションおおぶ（宮崎県宮崎市）所長
8) 訪問看護ステーションルーナ（兵庫県神戸市）所長
9) 社団医療法人新和会宮古山口病院 地域生活支援室（岩手県宮古市）室長／精神科認定看護師
10) 訪問看護ステーションReafくるめ（福岡県久留米市）精神科認定看護師
11) 金沢大学医薬保健研究域保健学系（石川県金沢市）教授

もし新卒者がステーションへの就職を希望したら

編集部　不定期で開催しているこのZoom座談会ですが，今回は訪問看護における新人教育です。おそらくはいろいろなテーマに枝分かれしていくと思いますが，まずは編集部から質問です。新卒者が病院を経由せずにみなさまの訪問看護ステーションに就職したいと希望したら，どうでしょうか。やっぱり躊躇しますか。

藤田　僕はすごく躊躇しますね。病棟看護と違って訪問看護の場合，基本的に1人でその場，その場に応じた判断をしなくちゃいけないですから。もし新卒者を雇った場合，ある程度適切な判断がそれなりにできるようになるまでは，同行訪問を行うことになります。経営的な観点から考えると，同行訪問の期間は1人分の収入しか入ってこないことは，現実的に厳しい。

矢山　平成29年度厚生労働省老人保健事業推進費等補助金老人保健健康増進等事業「訪問看護事業所が新卒看護師を採用・育成するための教育体制に関する調査研究事業」報告書で

は，過去5年間で新卒を採用したステーションが3.4%となっています。数としては56事業所。基本的に開設主体は営利法人が28.6%で，医療法人が25.0%。職員体制などを見ていくとやはり大規模なところが多い印象です。

藤田 そうなるだろうね。人的・経済的な余裕のある大規模なステーションや法人のバックアップがあるステーションならまだしも，小規模でやっている事業所だと「いちから育てる」ことには二の足を踏んでしまうと思いますね。

編集部 「判断ができる」というのは具体的にはどういったことでしょうか。

藤田 ざっくりいえば，たとえば利用者さんが呈している状態が「病状なのか」「その人がもともともっている特性なのか」という判断。アセスメント能力と一括りでいってもいいかもしれません。これは急性期からの回復過程を知っていないと，今後の予測を含めた判断はできないと思う。訪問看護でそれを学ぶことが絶対に無理だとは言いませんが，病棟での看護経験を通じて学んでいくほうが近道ではないかと感じます。これはあくまで僕の意見ですが，宮本さんはどうでしょうか？

宮本 とてもタイムリーな話題です。僕が講義をさせてもらっている学校の3年生が「ぜひ宮本さんのステーションで働きたいので，話を聞かせてください」と言ってくれています。そう言ってもらえるのは本当にうれしいことだけど，藤田さんが言っていたコスト面やその後のキャリアを考えると二の足を踏んでしまいます。本心では，精神科看護をやるのであれば，病棟で患者さんを看護する経験を積んで，うちのステーションに来てほしいと思う。だから，その学生には「本当に訪問看護で働く自信がつ

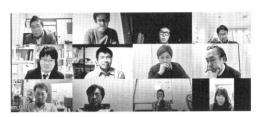

Zoomの座談会出席者

いたらいつでも来てください」と話をするつもりです。

藤田 鍋島さんのところは？

鍋島 コスト面から考えると雇えない。うちのステーションは立ち上げからまだ1年と半年です。正直，新卒者の教育に時間を割くことは難しい。それに教育のプログラム自体もまだ準備ができていない。ただ，それを「新卒だから」とは考えたくはありません。精神科訪問看護をする人の資質みたいなものがあるはずで，入職者の選定ではそこをいちばん重視しています。一緒に働くのであれば，新卒であれ中途採用であれ，自分が精神科訪問看護に感じていることを，一緒に感じてほしいですからね。

安保 ちょっといい？ 藤田さんが言われた急性期の状態を知ることの大切さというのはたしかにあると思います。精神科のクライシス対応は，急性期の看護の経験がないと巻き込まれたり，圧倒されたりするかもしれないからきついかもしれないですね。ただ，そのステーションのチームでカンファレンスなどができる土壌があれば，たとえ利用者さんのクライシスを見抜けず，しんどい状況にまでいってしまっても，「初期にはこうしたことがある」ということを学び，共有することができるし，共有できれば責任の分散がはかれて，離職にいたるようなスタッフへの心理的ダメージにはならないので

はないかと思います。私がかつてアウトリーチチームの統括をしていたときは，その方法で新規就業の方数名が事業期間を務めあげました。

松本 いまみなさんが言われたことは，現実的な意見です。それを踏まえたうえで，理想を言わせてもらえば，看護師としてのキャリアを訪問看護からスタートすることには賛成なんです。だから，僕は新卒者が「就職したい」と来ても躊躇はしません。むしろ訪問看護で経験を積み，利用者や家族への看護の技術を身につけ，将来，病棟を働く場に選ぶというケースが増えれば，精神科の病棟はいま以上に質があがるのではないかと思っています

藤田 たしかに理想的ではあるけど，いまの自分のステーションではやっぱりハードルは高いと思ってしまう。梅原さんのところはどう？

梅原 「一緒に働きたい」という人との出会いがあれば，採用はしたい。訪問看護だからこそ学べることは確実にあると思います。それこそリカバリーの視点やWRAP的な視点であったり，です。むしろこの視点は病棟看護ではなかなかリアルには得られないんじゃないか，とも思います。人がリカバリーしていくことに関する事柄は，訪問看護という場でこそ知ることができるという思いは個人的にありますね。

藤田 チャレンジャーやな……。経営的なところで不安はない？

梅原 もちろんなくはないですよ。それに継続的な教育や的確な評価ができるかといったら，自信はないです。

藤田 さて南さん，新卒の看護師が「働かせてください」と来たら，どうでしょう？

南 「なんでここに来たん？」って聞く。

一同 （笑）。

南 まあ，いろいろ聞いてから決めるでしょうけど，鍋島さんが言ってくれたように「新卒だから採らない」とは考えないですね。実は，実習を受けたときに，「この学生，うちに来てほしい！」と思った学生がいたんです。新卒で来てほしい，と。ただ，卒業後には病院に勤めないといけない事情があって，「その後で来て！」と伝えました。

藤田 おー！　その学生の「来てほしい」と思った理由はなに？

南 めちゃくちゃ素直だったから。精神科の地域での実習ははじめてだったけど，まず利用者さんを病気の有無でみない。素直に人として会話ができる。利用者さんからも「いい子やー」と言われて。この感じの人はあまりいない。

藤田 なるほどね。看護師としてのスキルよりは，素直さがあるかどうか。

南 そういう感じかなと思います。実習の最後にレポートを出すじゃないですか。めちゃくちゃ長く書いてくるんですよ。しかも最後に〈ps〉とか書いてきて。レポートなのに。「みなさんが勧めてくれた映画，めちゃくちゃへこみました」だって。これは信用できるなと。

一同 （笑）。

南 「この学生，いい！　ほしい」となった。とにかく素直。思ったことをはっきりと言う。でもそれで人を傷つけることはない。それにわからないことは「わからない」って言ってくれる。知ったかぶりしない。

藤田 いい感性をもっている学生だね。

南 そう思います。

安保 看護師教育の観点からいえば，「地域・在宅看護論」が必修化した現在の看護師基礎教育においては，この先，「病院で働くのは自信

がないから」と地域を選ぶ，というよりは，自信があるから訪問看護で働くという人が増えていくのではないでしょうか。あとは，管理者のみなさんが懸念しているような訪問看護での教育の部分が充実してくれば，「新卒で在宅・訪問看護」という選択は当然あり得るものとなってくるのではないかとみています。

田中　実習を行うなかで印象的なのは，精神科以外もそうですが，精神科でも在院日数が短くなって2週間程度で退院するようになってきていることです。そういう意味ではクライシスの時期から調子がいい時期，いろいろな状況をトータルで学べるのは在宅になってくるのではないかと思います。そう考えると，安保先生がおっしゃられたように，新卒で在宅・訪問看護を選択する看護師も増えてくるだろうと考えています。

藤田　そうかぁ……。正直なところは新卒者も採用できたらいいなと思うし，採用していかないと慢性的な人員不足も解消されない。そして，誤解をおそれずに言えば，できあがる前に教育ができるというメリットも感じている。でも，お金をいただくプロとして，1人で判断し，利用者さんがリカバリーに向かうためのケアが提供できるのかということと，1人で訪問に行けるようになるまで徹底して教育を行う期間の経営，資金繰りをどうするかということを考えるとどうしても尻込みしてしまう。どこの訪問看護ステーションもカツカツで，みんなが一生懸命に回って経営をなんとかしていて，ただでさえ余裕はない状態だし。そこから新卒者がどんどん訪問看護ステーションに就職するような時代になれば，なおさらラダーの開発が重要になってくるかも。

訪問看護における感性とは何か

松本　先ほど南さんがその学生に感じた感性に関してですが。利用者さんに看護を提供するうえで，感性はとても重要。でも，あくまでそれが主観的なもののレベルにとどまっては仕方ありません。どうすれば，客観的に論理的に，あるいは自分なりのエビデンスをもってその感性を他者と共有できるようにアウトプットできるようになるか。最近はこの点に思いをめぐらせています。

藤田　それ，重要なテーマ。訪問看護師としての感性。感性とか，あるいは感じ方そのもの。僕の言い方でいえば，ドアを開けた瞬間に感じる空気感を「察知する力」。これをどうにか技術として伝えられないのかなと。

安保　においとか光加減などの五感からの情報を言語に乗せるのは難易度が高いですからね。少しずつ経験してもらうしかないとは思う。あとは，就職後の教育システムなどを通じて言語化する能力を養っていくか。

藤田　そういった意味ではラダー，しかも精神科訪問看護に特化したラダーは助けになると思うのです。いま埼玉県訪問看護ステーション協会と埼玉県立大学と一緒にラダーをつくる構想がある。ただ検討をしていくにつれ，難易度は高いと感じています。一応の合意としては，技術面に特化したクリニカルラダーというよりは，たとえば，「訪問看護のなかで利用者や家族に気がかりなことがあったら一言声をかけられる」というような，本当に訪問看護の現場で必要な感性を身につけられるようなラダーをイメージしているんです。

田中　ちなみに，藤田さん的には看護の基礎

技術とは別の「ここに気づけたら合格」みたいな基準はあるのでしょうか？

　藤田　うーん……。さっき言った「気がかりなことがあったら，一言声をかけられる」もその1つだけど……。感性の人，宮本さんはどう考えます？

　宮本　訪問看護における感性ですか……。あらためて考えてみると難しいですが，訪問看護における感性は説明的，手技的な介入より，利用者さんが心地よいと感じる快にどれだけ働きかけられるか，ということではないかと思いました。ユニークな人＝楽しい人，面白い人と表現されますが本来の意味は個性的と表現されるように，それぞれに個性をもった利用者さんに対して，ユニークなケアを行うことができるかがポイントではないでしょうか。つまり，利用者さんがもつ個性やその取り巻く環境にどう働きかけるか，その感覚があるかどうかかなと。

　藤田　さすがやね……。小成さんは感性についてどのように考えます？

　小成　うーん，感性ですか。いまぱっと思い浮かんだのは，マスクです。現状，患者さんや利用者さんと接するときにはマスクをつけていますよね。お互い顔半分が隠れている状況において，どのようなコミュニケーションがはかれるのか。これまでどおりでいいのか。何かコミュニケーションで工夫すべき点があるのではないか。そのことについて顧みることができるというのが，1つ感性の表れのような気がします。

　藤田　なるほど。別の感性の人，南さん。

　南　いつも思うのが，自分の家族が調子を崩していたら，誰に教えてもらわなくても気づきますよね。なんかしんどそうだな，とか，いつもと違うな，とか。それって誰かに教えても

らったりするものでもない。じゃあ，なんで気がつくのかっていえば，普段の状態を見ていたり，常にその人のことを興味・関心をもってみていたりするからこそ気づく。気づくってそういうものだと思います。

　そう考えると，利用者さんにどれだけ興味・関心をもって接しているかで気づく／気づかないに差が出ると思います。さっき言った新卒でほしいなって思った学生は，利用者さんにめちゃくちゃ興味・関心をもって接するんですよ。だからこそ，一緒に働きたいと思ったんです。表現がとても難しいのですが，たとえば訪問看護の方法について私が誰かに伝えるとすれば，具体的に「〇〇に気づいてほしい」という感じではなくて，「興味・関心をもって利用者に接してほしい」と言います。意味わかります？

　村尾　それはすごくわかる。非常勤として看護学校で教えているのですが，そこで利用者さんに講義を手伝ってもらったことがあります。その際に利用者さんが最後に一言，「僕たちに興味本位でもいいので関心をもってください」とおっしゃいました。相手に関心をもつことで，患者・利用者さんの一言一言の発言の裏に隠されていることに目が向けられるようになる。それがその人にとって必要な看護が提供できるようになるベースなのだと感じます。

　藤田　いまのお話からすると，「感性がある人」というのはつまり，患者・利用者さんに対して自然に興味・関心をもてる人だということになりそうですね。

　松本　僕からいい？　そうした感性は感性のままうちに秘めておけばいいというわけではなくて，その感性を状況に応じて，必要とされる場面で，即座に表現できる力が必要だと考え

ています。それがさっき少し触れた「アウトプット」ということです。その力をどう磨いていくか，最近はそのことを考えています。

その1つとして，社内研修で，「あなたが最近読んだ，紹介したい」という本を10分間でプレゼンしてもらっています。「この本のウリはここです」というのをみんなに伝えてもらいます。自分にとって“これが好きだ”と思っていることを他者に伝えるためのスキルアップになりますし，それを聞いているまわりの人は，プレゼンをしているその人の感性や価値観を知ることができる。感性はそんなふうにも磨くことができると考えています。

安保 それはいい取り組みだと思います。いまの松本さんのお話は僕なりの言葉いえば，「自分の物語」を自覚することの大事さということだと思います。「自分の物語」に自覚的でないと，「他者のもつ物語」を尊重することは難しいですからね。それはひいては相手の意思決定を尊重することにもつながります。

また，「その人の感性や価値観を知る」ということでいえば，「他己紹介」という方法があります。「他己紹介」とは文字どおり，自分ではなくて誰かを誰かに紹介するというものです。これにどんな意味があるかというと，自分と他者の関係をどのようにとらえているかがストレートに表現されるので，それこそ「その人の感性や価値観を知る」ことができます。

自己肯定感／自己効力感と 他者への関心

梅原 冒頭で僕は，継続的な教育や的確な評価ができるかといったら自信はないということ

を言いましたが，ラダーなりで明確な達成目標を示して，それを客観的な指標でもってクリアしているということを伝えられないと，スタッフの達成感や自己肯定感／自己効力感に直接影響してしまうと思います。最悪の場合，バーンアウトにつながる。精神科訪問看護の「やりがい」だったり「楽しさ」という点は伝えることはできるのですが，果たしてそれだけでスタッフが仕事を続けられるか……。

松本 訪問看護スタッフは基本，1人現場です。身体疾患の患者さんへの訪問看護であれば，「痛みがなくなった」「すっきりした，ありがとうね」など，感謝を受けやすい。しかし精神科訪問看護の場合，明確にポジティブなフィードバックを発信してくれる人は身体疾患の患者さんに比べると少ないのかもしれない。訪問看護師も自分の対話スキルがどのような効果をもたらしているのかわからなくなる。このときにまわりからの助言や保証がなければ，どんどん不全感が高まってバーンアウトするようなことはあるでしょうね。スタッフの自己肯定感／自己効力感をどのように支援するか，これも訪問看護における教育支援として押さえておくべきことでしょう。

梅原 そのことは利用者さんにも言えるのでしょうね。そう考えると私たちがその点に関して何をしているのかといえば，「できていることを一緒に見つけていく」というかかわりです。WRAPの言葉でいえば，「希望」の感覚をもってもらう。訪問看護業務における教育において，そうした視点から自己肯定感／自己効力感につなげていく方法は考えられそうです。それには，自分自身の思いに気づくことや，いましている看護に自信をもつことが大切ではないか

と思います。私たち精神科訪問看護師が自信を
もつことができなければ，利用者さんの希望を
叶えることはできないと考えています。看護師
それぞれが自分を振り返ることができるサポー
ティブな職場環境や教育体制が必要であり，そ
こから，プラスの連鎖が生まれるはずです。ま
ずは，私たちがロールモデルを示すことも大事
なのではないでしょうか。

安保 今回の座談会のテーマの1つとなって
いる「(他者への) 関心」も，ある程度の自己肯
定感／自己効力感がなければ，生じづらいでし
ょうからね。

松本 自分を認められることで，他者も認め
られるようになる。そこに関係をもとうとする
動機が生まれるということですね。

安保 そうですね。もう1つ「(他者への) 関
心」に関して。この間，山形県で開催されたひ
きこもりサポーター養成研修ではひきこもって
いる人の感情を扱いました。ひきこもっている
人の根底には悲しみがあるのではないか，とい
う内容です。なぜこのような話をしたかといえ
ば，表面上に現れている現象ではなく，内側に
ある，平たくいえば，「思い」に想像を向ける，
今日の座談会のキーワードでいうと「関心をも
ちましょう」というメッセージなのです。

🖊 「自分の物語」を語れる人

藤田 いや，実は，うちのステーション，ま
ったくの新卒ではないけど，2年目の看護師を
採用するんです。病院に1年務めただけの25歳
の看護師。新卒採用に関してどちらかといえば，
否定的なことを言っておいてなんですが……。

一同 えー！

藤田 いったんは断ったんです。精神科訪
問看護をやりたいのだったら，一度病院勤務も
経験するべきじゃないかって。それに，生活上
のなんらかのアドバイスを行うときに，25歳の
人間の話を，自分よりずっと年上の利用者さん
が耳を傾けてくれるかといったら，そんな甘い
ものじゃないからって。つらくなる時期がくる
と。でも，その人は諦めなかった。

なんで，その人を採用しようと思ったか自
分でもはっきりしなかったのですが，今日の話
を聞いていて，自分なりに思ったことがありま
す。抽象的な言い方なんですが，「自分の人生
を正直に生きている人」だったんですよ。そこ
が採用に踏み切る決め手になった。冒頭で自分
が言ったことを否定するようだけど，経験とか
年齢云々ではなくね。

南さんが話してくれた学生さんと似ている
かもしれない。言葉はうまくない。でも一生懸
命，自分の言葉で話をしようとする。25歳なり
の自分の経験を自分自身の言葉を使って懸命に
話そうとする。とにかく自分の人生をちゃんと
生きているって感じた。だから採用を決めた。

梅原 「自分の言葉で考えを話せる」という
のは大きいです。これはつまり「よくも悪くも，
自分自身のことを知っている人」ということで
すからね。

藤田 そう。これは今回の座談会で安保さん
が言ってくれた「自分の物語」に自覚的である
ことの大切さにつながるんだけど，その人に対
してそう感じた。「自分の物語」に自覚的であれ
ば，他者がもつ物語にも配慮できるんじゃない
かって。それって精神科訪問看護をするうえで
本当に本当に大切な素養だと思う。

〈終〉

メンタル・ステータス・イグザミネーション

患者の症候をとらえる視点

065 ▶ **改訂のお話**

武藤教志 むとう たかし
宝塚市立病院（兵庫県宝塚市）精神看護専門看護師

3年半の歳月を経て

今回は特別に書籍改訂のお話。『他科に誇れる精神科看護の専門技術 メンタルステータスイグザミネーション Vol.1』は2017（平成29）年12月刊行，『Vol.2』は2018（平成30）年6月刊行。約3年半の歳月を経ての改訂です。

今回の改訂，基本的なコンセプトは揺るぎなく，変わっていません。医療職として，看護師として，患者を知ろうとするときには「枠組み」をもち，専門的・学術的な「概念」で患者に起きていることをつかみ，医療・看護につなげていく足場をかためる「思考系の技術」（アセスメント能力）を高めよう，ということです。

書籍発売前から行っている研修は，北は北海道から南は鹿児島（奄美大島）まで開催され，これまでに数千人が受講し，「メンタル・ステータス・イグザミネーション」「MSE」という言葉もずいぶん定着しました。研修を始めたころは「メンタル・ステータス・イグザミネーション」という言葉も「MSE」という言葉も知らない人が9割以上だったのに，いまでは大勢の人が「知ってる！」というふうになりました。2021年度も僕が講師を務める研修が計画（表1）されているので，集合研修かZoom研修かは未定ですが，ぜひ遊びに来てください！

この3年半でうれしかったのは，MSEを学んで精神科看護によりいっそう「誇り」を抱いてくれた人が多いこと，どこかとらえどころがなかった精神科看護の基本的技術を「これだ！」とつかんでくれた人が多いこと，病院看護部門の事業としてMSEの導入をはかろうとしている施設があること，僕よりもうんと臨床経験の長い先輩看護師の方々からMSEが支持を得られたこと，身体科看護師からも精神症状の見方と薬剤の特徴の見方を理解してもらえたこと，などです。

今回の改訂は，主なものだけをあげても，ページ数でいうと200ページ以上の追加・加筆があり，"出版社泣かせ"のボリュームになっています。

Vol.1の改訂

1）精神症状の追加

『Vol.1』では，すでに掲載している精神症状の解説に加筆したり，新たに精神症状を追加したりして，100個以上の精神症状に手を加えています。たとえば，「妄想的雰囲気」「精神運動焦燥」「被注察感」「気配過敏」「対人過敏」「疾

表1　2021年度に予定されているMSE研修

2021年	
7月31日～8月1日	日精看 宮崎県支部
8月7日	日精看 和歌山県支部
8月21日～22日	日精看 北海道支部
8月28日～29日	日精看 広島県支部
9月9日～10日	日精看 山形県支部
11月5日	日精看 秋田県支部
11月13日～14日	日精看 鳥取県支部
2022年	
1月15日～16日	日精看 宮城県支部
2月11日～12日	日精看 佐賀県支部
2月19日	日精看 長野県支部
2月26日	日精看 徳島県支部

＊詳細は各支部にお問い合わせください。

表2　新たに追加した薬剤

販売名	一般名
サインバルタ®	デュロキセチン
トリンテリックス®	ボルチオキセチン
リーマス®	炭酸リチウム
ラツーダ®	ルラシドン
デエビゴ®	レンボレキサント
ストラテラ®	アトモキセチン
インチュニブ®	グアンファシン
ビバンセ®	リスデキサンフェタミン
コンサータ®	メチルフェニデート
セリンクロ®	ナルメフェン
プレセデックス®	デクスメデトミジン

病利得」「ミュンヒハウゼン症候群」「代理ミュンヒハウゼン症候群」「視覚記銘力の低下」「フレイル」などを追加し，「心気症」と「心気妄想」と「心気反応」と「心気的訴え」の使い分け方などを解説しました。また，看護記録の記述用語としてよく見かける「辻褄が合わない会話」「場あたり的な会話」「疎通性が悪い」「会話が噛み合わない」などの知っているようで知っていない／使い分けているようで使い分けられていない記述用語もその違い・使い分け方を解説しています。

2) 精神機能の解説をよりくわしく

　精神症状をアセスメントするには，そもそも正常な精神機能とはどのようなものなのかを知っていなければなりません。『Vol.1』では「外観」を含む9つの精神機能をくわしく解説していますが，今回はなかでも，あらゆる精神疾患で最大の懸案事項となる認知機能についての解説を大きく広げました。

Vol.2の改訂

　前回は"大人の事情"で掲載できなかった2剤（抗うつ薬サインバルタ®と気分安定薬リーマス®）に加え，第1版以降に発売された新薬についても掲載します（表2）。そして，各薬剤の効果の特徴とその強さを理解するうえで欠かせない「薬力」の一覧表において，受容体親和性（Ki値）や阻害能（IC50値）などを強い順に並び替えて示し，一覧表の使い勝手を高めました。また，AD／HD治療薬の解説をしました。

1) 薬力一覧表

　Vol.2改訂の目玉は，薬力一覧表。第1版では，"すべての薬剤の薬力を一望できたほうがいいのではないか"ということで一覧表を作成しましたが，個々の薬剤の薬力＝作用の強さを

表3　改訂版で扱う受容体

受容体	
ドパミン	D$_1$
	D$_2$
	(D$_{2L}$)
	(D$_{2S}$)
	D$_3$
	D$_4$
	D$_5$
ノルアドレナリン	NA α$_1$
	NA α$_2$
	(NA α$_{2A}$)
	(NA α$_{2B}$)
	(NA α$_{2C}$)
	NA β$_1$
セロトニン	5HT$_{1A}$
	5HT$_{1B}$
	5HT$_{1D}$
	5HT$_{2A}$
	5HT$_{2B}$
	5HT$_{2C}$
	5HT$_3$
	5HT$_4$
	5HT$_6$
	5HT$_7$

受容体	
アセチルコリン	mACh
	nACh
ヒスタミン	H$_1$
	H$_2$
	H$_3$
ベンゾジアゼピン	BZ ω$_1$
	BZ ω$_2$
グルタミン	NMDA
	AMPA
メラトニン	MT$_1$
	MT$_2$
オレキシン	OX$_1$
	OX$_2$
その他	σ$_1$
	σ$_2$
	μ
	δ
	κ

理解しようとすると，Ki値やIC50値などを自分の頭のなかで並び替えるちょっとした手間がありました。今回の改訂では，"一望できることよりも，ひとつひとつの薬剤の作用は強い順に並び替えてあったほうがいいのではないか"ということで，みなさんのお手を煩わせることなく，あらかじめ作用の強さ順（Ki値などの小さい順）に並び替え，どの受容体との親和性が高くてどの作用が強いのかを「一目瞭然」となるようにしました。

2）受容体の解説

　第1版では解説していなかった新しい受容体，D$_{2L}$受容体，D$_{2S}$受容体，α$_{2A}$受容体，AMPA受容体，σ1受容体，σ2受容体，μ受容体，δ受容体，κ受容体を追加しました（表3）。また，第1版ですでに紹介していた受容体にも新たに加筆して，受容体と精神機能・精神症状と精神薬理作用との関連をより詳しく，理解しやすいようにしました。

3) AD／HD治療薬の追加

第1版では扱わなかったAD／HD治療薬を新たに加え，AD／HDの解説，中枢刺激薬に分類されるメチルフェニデート（コンサータ®，リタリン®），リスデキサンフェタミン（ビバンセ®），非中枢刺激薬に分類されるアトモキセチン（ストラテラ®），グアンファシン（インチュニブ®）を解説しました。

まとめ

主な改訂ポイントを紹介しました。これらの改訂は，僕自身の臨床実践で気づいたことや研修を受講してくださった方々が疑問に思ったこと・指摘してくださったことにもとづいており，研究室や机上のものではなく，「現場での実践に根づいた」改訂になりました。

次号の予告

精神医学的病歴の各論，「主訴」「現病歴」「既往歴」の情報を読み解くことでどのように患者理解がより深まるのか，を解説します。

トピックス

今回のトピックスは，アルツハイマー型認知症の治療薬候補として開発され，アメリカでの治験を経て現在，承認を待つばかりのアデュカヌマブについてです。

〈トピックス引用・参考文献〉
1）武藤教志編著：メンタルステータスイグザミネーション vol.1. 精神看護出版, 2017.
2）武藤教志編著：メンタルステータスイグザミネーション vol.2. 精神看護出版, 2018.
3）朝田隆他：厚生労働科学研究費補助金（認知症対策総合研究事業）「都市部における認知症有病率と認知症の生活機能への対応」総合研究報告書. http://www.tsukuba-psychiatry.com/wp-content/uploads/2013/06/H24Report_Part1.pdf（2021年4月5日最終閲覧）
4）下山進：アルツハイマー征服. KADOKAWA、2021.
5）長谷川和夫，猪熊律子：ボクはやっと認知症のことがわかった　自らも認知症になった専門医が，日本人に伝えたい遺言. KADOKAWA, 2019.
6）医療情報科学研究所編：病気がみえる vol.7（脳・神経）. メディックメディア, 2011.
7）医療情報科学研究所編：薬がみえる vol.1. メディックメディア, 2014.

MSEを実践するためのトピックス No.17

アデュカヌマブ

深田徳之 ふかだ のりゆき

医療法人誠心会あさひの丘病院・神奈川病院（神奈川県横浜市） 精神科認定看護師

『ボクはやっと認知症のことがわかった』，臨床で活用される長谷川式簡易式知能評価スケール（HDS-R）を開発した長谷川和夫先生の著書です。2020（令和2）年，NHKでも『認知症の第一人者が認知症になった』が放送されていましたね。

認知症は，種類の割合がかつてと比べて大きく変わってきました。2013（平成25）年の調査では，アルツハイマー型（以下，AD）：67.6%，脳血管性認知症：19.5%，レビー小体型認知症：4.3%，前頭側頭葉型認知症：1.0%，そのほかはアルコール型や混合型などで構成されています。以前は脳血管性がいちばん多いとされていたのですが，現在では認知症の2／3以上をADが占めるようになってきています。そして認知症の人の将来推計として2012（平成24）年には462万人だった認知症の有病者数が，2025（令和7）年には約700万人になると推計されています。日本だけではなく，世界保健機関（WHO）の報告でも世界中で数千万人のAD当事者がいると推定しています。

そのようななかで一筋の光明ともいえる薬が注目を浴びています。それがアデュカヌマブです。このアデュカヌマブはADの薬で，米国のバイオジェン社と日本のエーザイが全世界的に開発と製品化を共同で実施しています。

ADは最初にアミロイドβというタンパク質が脳内に溜まってやがてアミロイド斑になり，神経細胞外に沈着していきます。これが"老人斑"です。そして神経細胞内に糸くずが固まったような神経原線維変化が表れ，神経細胞が死に，脱落していきます。アミロイドβは脳細胞の死を招くタンパク質で，その蓄積をきっかけに認知症発症がドミノ倒しのように進行していくのがADです。

アミロイドβは健康な人の脳にも存在しますが，通常は脳内のゴミとして抗アミロイドβ抗体によって分解されます。

これまでの抗認知症薬であるアリセプト®（ドネペジル塩酸塩），レミニール®（ガランタミン），リバスタッチ®（リバスチグミン）は記憶の形成にかかわるアセチルコリン（以下，ACh）を分解するアセチルコリンエステラーゼ（AChE）を阻害し，脳内のAChを増やすことで認知機能低下の進行抑制と一時的な改善が得られるものでした。しかし，アデュカヌマブは根本的に異なり，認知機能障害の徴候のない健康な高齢者の血漿からアミロイドβを分解する自然抗体（モノクローナル抗体）を採取し，その抗体を投与することで，アミロイドβを蓄積させないようにします。つまり，認知症になる過程の最初の一歩をとめるわけです。

治験では軽度認知障害（MCI）と軽症AD患者を対象として行われました。臨床ではまずその範疇におさまる患者が対象になるでしょう。

今後もAD患者は増加するとともに必要なヘルスケア関連のコストはより速いペースで増加し，巨額の費用を要することが想定され，私たちの力もより必要とされるでしょう。アデュカヌマブはアメリカでフェーズ3の治験を終了し，現在審査中です。日本でも2020年12月に新薬承認申請を行っています。近い将来，ADは治る病気になるかもしれません。日本でも早く実用化される日がくるといいですね。

（監修：武藤教志）

CVPPP
がめざす新しい関係性

Comprehensive Violence Prevention and Protection Programme

◎第1回◎

関係性のあり方としての CVPPP

下里 誠二　しもさと　せいじ
信州大学医学部保健学科（長野県松本市）教授

CVPPPの再確認

　今回からまた，新たな連載をスタートすることになりました。2020年は新型コロナウイルスの影響から実際に研修会が行えなかったこともありましたが，そのような状況だからこそ，CVPPPの使い方（技法の習得）よりもそれを使う姿勢（人を尊重するという理念の反映）や使われ方（CVPPPが使われる場所にある組織的な態度）のほうが優先されるべきことであると再確認することになりました。

　そして，2021年4月号まで『精神科看護』で連載していた「CVPPP～ダイジェストマニュアル～」を執筆したことも，あらためてCVPPPを考える機会になりました。暴力に関するテーマについての思索を端緒とすれば，必然的に「人間が社会のなかで存在するとはどういうことか」，あるいは「人はそもそもどういうものであるのか」という問いにたどりつきます。そのなかでも人のもつ支配性とか優位性は特に重要なテーマで，支配性，優位性を踏まえた先での関係性のあり方がCVPPPそのものだと思っています。

愛の要素を阻むもの

　人間主義的精神分析の立場で知られるフロムは著書『愛するということ』[1]で有名ですが，この著書でフロムは愛の要素に配慮，責任，尊重，知をあげています。簡単に説明すれば，配慮は気遣いそのものです。そして責任とはほかの人が何かを求めてきたときに応答すること，尊重とは「人を利用するという意味はまったくない」もので，人を「唯一無二の人として認める」こと，そして知とはその人をよく知ることといいます。フロムの愛の要素は，これまでにお話ししたCVPPPの理念「人を尊重する」こと，アセスメントにおける「評価するのではなく人をよく知る」こと，ディエスカレーションにおける当事者の声に応答することに密接なつながりがあるように感じ，私たちの専門領域であるケアということに通じているように思います。しかし，これは書けば書くほど難しいものでもあります。

　たとえば，多くの看護師さんたちは看護師の配慮や気遣いで患者さんがすっと楽になって落ちついてくれることを期待します。しかし，こ

とはそう簡単ではありません。多くの場合には患者さんに怒鳴られるばかりで終わることになります。そうすると，どうしても見返りのなさに落胆し，ネガティブな印象をもつようになってしまうかもしれません。また，1人の患者さんに配慮や気遣いをみせると，ほかの患者さんから「あの人ばかり不公平」と言われてしまったりします。

これには私たち看護師が集団で働いていることも大きな影響を及ぼします。当事者が苦しんでいるときに「もう少し近くにいたい」と思っても，受け持ちではないから，あるいは非常勤だからというような理由で「でしゃばってはいけない」という思いにとって代わられてしまうかもしれません。「家族が言うことは違うし」と当事者の話を信じたい気持ちもあるけれど，そうはいかないときもあるかもしれません。私の経験上，ほとんどの後悔は「あのとき，周囲を気にすることなく気遣いに徹することができたら」「当事者の言うことを信じきることができたら」という場合でした。

仕事の仲間同士でも尊重し合いたいのですが，それでもやはり勤務表を見ればなんとなく「自分の勤務だけが損をしている」ような気がしてきて，自分だけが搾取されているような気持ちになってしまうこともあります。

看護師—患者関係の根源を問う

フロムによる別の著書『人間における自由』[2] には人間主義的良心と権威主義的良心が記述されています。精神科医療のなかで起こる本来人間主義的良心であるはずのものが，「支配—服従」という関係のなかで語られる権威主義的良心となりやすいことは容易に想像できることです。気遣いや配慮をCVPPPの身体介入に求めるものの，その介入自体に管理的意味合いが含まれること，また，職場の人同士が対等でありたいと考えても社会で働くという構造においておのずと管理する・される関係にあるということで背離してしまうように思われます。

フロムはまた，『人生と愛』[3] でほとんど攻撃の起こらない部族があり，それはヒエラルキーもなく，搾取もない部族だというのです。このことからしても，階層社会，そして支配を生みやすい精神科医療のなかで看護師と当事者が「同じ平面に立つこと」はいかに難しいのかを考えさせられます。この著書では，看護師が患者に対して大きな権力をもっていることも指摘されているのですが，これに並列して書かれているのは看守の囚人に対する権力なのです。こういう構造下での実践は，やはり「理想は理想，現実は現実」となりやすいのかもしれません。

このようなたいへんな問いに対して，今回の連載では何人かの方にCVPPPを実践するということ（暴力に介入するかどうか，ではなく関係がもたらす実践）について書いていただくことにしました。どのような内容となるか，私自身も楽しみですが，毎回少しのコメントを書かせていただき，最終回はまた私のほうでまとめたいと考えています。

〈引用・参考文献〉
1）エーリッヒ・フロム，鈴木晶訳：愛するということ．紀伊国屋書店，2020.
2）エーリッヒ・フロム，谷口隆之助，早坂泰次郎訳：人間における自由．東京創元社，1972.
3）エーリッヒ・フロム，佐野哲郎，佐野五郎訳：人生と愛．紀伊国屋書店，1986.

学の視点から
精神保健（メンタルヘルス）で
地域をひらく

安保寛明 あんぽ ひろあき
山形県立保健医療大学看護学科（山形県山形市）教授

14
▼ Fourteenth Step 　共同発見のよろこび

　私がホスト役として準備を進行している，2021（令和3）年6月に開催予定の日本精神保健看護学会学術集会はオンラインでの開催になりましたが，魅力的な企画をたくさん準備しています。5，6月号は，学術集会でより深く知ることができる内容を中心に構成していきます。

障害福祉分野従事者の
メンタルヘルス

　私は2020（令和2）年度にいくつかの仕事にとりかかっていました。その1つが，障害福祉分野に従事する方々のためのメンタルヘルス支援のための事業でした。

　2020年度は新型コロナウイルス感染症への警戒から，多くの医療従事者の方が緊張や不安を抱いていたと思いますが，障害福祉の分野で働く方々にも緊張や不安を伴う1年でした。医療と同様に，福祉事業所も地域のニーズが大きな分野ですから，感染への警戒のために事業所を休業するわけにはいきません。福祉事業所は職員数が少ないこともあり，発熱がある，濃厚接触者になって検査となると職員数が不足するリスクが生じやすいという特徴もあります。代わりの職員やサービスがないかもしれないと

いう状況は精神的に負担が大きいと想像されます。

　日本精神保健看護学会では，2020年5月にWebサイト上で医療従事者へのメンタルヘルス支援，なかでも遠隔的な支援に関するガイドラインを公開[1]しました。対面での支援も，組織内だけでは対応や解決も困難になっている状況を見聞きして，2020年の春に整備したものです。そのような経験があったため，障害福祉分野に従事する方々へのメンタルヘルス支援に関することでも事業に取り組むチャンスがあったのかもしれない，とまでは思います。

　障害福祉分野の方を対象にした，感染対策情報を整理した項目や職員自身でのセルフケアに関する項目，職員同士や利用者対応に関する項目などを整理して記述しています。本連載の文献にURLを記載している[2]ほか，日本精神保健看護学会のWebサイトにもリンクを貼っているのでよかったらご一読ください。

家族の会の成立と発展に関する調査

　さらにもう1つ，厚生労働省の事業への協力として，ひきこもる人の家族による家族会の成立過程に関する調査を行いました。この調査

は，KHJ全国ひきこもり家族会連合会[3]という団体が受託して，日本の4都県6地域での家族会の発足や成熟の経過を調査したものです。

この連載でも記述してきたとおり，ひきこもる人の心理状態は悲嘆の過程によく似ていて，家族にも同様の心理過程が見られやすいと予想できます。しかし，不登校やひきこもりの方の心理状態に関する理解は一般的に普及しておらず，いまだ不登校やひきこもりの方は社会的規範から逸脱した人と見られやすい状況です。

ひきこもりや不登校の状態を規範からの逸脱とみなしてしまうと，不登校の人は「学校に行く気合いが足りない人」，ひきこもりの人は「働く意欲のない人」のような社会的規範に照らした見られ方になりがちです。周囲から理解されないと思ってしまうと，困り事があっても相談する気持ちが減少してしまい，ますます「ひきこもり」に近い状態になってしまうことでしょう。また，家族が責任感を背負いすぎてしまうと負担や緊張が当事者に伝わってしまい，当事者のなかで失敗できないという感覚が生じてさらにひきこもってしまうことも考えられます。特に日本では「保護者」「キーパーソン」などの呼び方で当事者の家族を呼ぶことがあり，あたかも支援の責任を1人で背負わなければならないかのように思われる状況にあります。

そこで，2020年度の調査では精神科看護分野でも注目されているピアサポートの視点を家族会という場にも適用しています。家族自身が安心で安全な場や人間関係を獲得すると状況が改善しやすくなります。報告書では山形県大江町の事例をもとに記述しているのですが，ひきこもる人のご家族が緊張感や罪悪感から少しずつ

解放されていく様子が調査を通じてわかりました。家族同士のつながりが家族自身の理解者をつくり，めぐりめぐって家族と当事者の関係性も保護者から理解者になっていくようなのです。ともに語り，ともに聞き，ともに感覚を味わうことが，発見のよろこびをもたらすようです。

このような工夫は，精神保健看護の分野では，SST（社会生活技能訓練）でも家族心理教育にも集団認知行動療法にも共通することで，学び合う，話し合うといった対話のある集団の意義はこれまでも十分に知られてきました。これらのことが，どの地域でもある程度得られることが，精神保健の時代を開拓することになることでしょう。

以上のようなことも，学術集会で取り扱う予定です。ぜひ，本誌（2021年5月号）の裏表紙に掲載されている案内をご覧ください。みなさんと共同創造の機会をもちたいと考えています。よろしくお願いいたします。

〈引用・参考文献〉
1）日本精神保健看護学会：COVID-19の対応に従事する医療者を組織外から支援する人のための相談支援ガイドライン. https://www.japmhn.jp/remotePFAguide（2021年4月1日最終閲覧）
2）日本精神保健看護学会：新型コロナ　障害のある人　共に歩む人. https://pfasw.japmhn.jp/（2021年4月1日最終閲覧）
3）特定非営利活動法人KHJ全国ひきこもり家族会連合会：https://www.khj-h.com/（2021年4月1日閲覧）

15 Next Step

こころの健康増進を社会インフラに

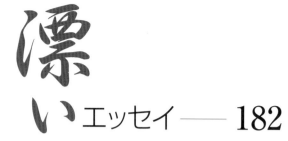

坂田三允の

漂い

エッセイ── 182

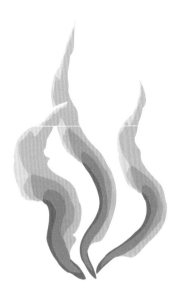

天才って？

　3月も中旬を過ぎて，テレビは各局特別番組ばかりになってしまったある日。コロナのニュースにも飽きて，見るともなく眺めていたら，ちょっと面白そうなクイズ番組が流れてきた。「天才の答えが答え」。なんだろう？　凡人の回答者として並んでいた方々は，お笑い芸人というよりは，もはや芥川賞作家の方というほうが，とおりがよくなってしまった又吉直樹さん，モデルというよりはいわゆるタレントさんと言ったほうがいいようなアンミカさん，そして名子役からすっかり大人の俳優さんに成長された鈴木福さんであった。この方たちが凡人？　本当に？　私から見ればこの方々も十分に天才だろうに……と思い，では，私のような人間は凡人ですらない？　などと少しのひがみ心をもちつつ見ていたら，天才として紹介された方々は，まず，コロナでちょこっとお名前だけは知っている程度の台湾のオードリー・タンさん，お名前すら私は聞いたことがなかったアメリカのアリッサ・カーソンさん，そして将棋を知らない私には奇人変人としか思えていなかった日本の加藤一二三さんであった。

　番組ではまず，この方々のご紹介があり，オードリー・タンさんは，台湾のデジタル担当大臣で，今回のコロナが蔓延したときに，マスクの在庫がリアルタイムで確認できるアプリを開発した人。アリッサ・カーソンさんは，20歳という若さで，火星にもっとも近い人（人類が火星に行けるようになったら，最初に火星に行ける人）。大学生で，宇宙飛行士訓練生とのこと。そして加藤一二三さんは当時14歳の中学生で史上最年少のプロ棋士になられて「神武以来の天才」といわれた人なのだった。

　クイズの中身は，これらの天才にいくつかの質問をして，質問に対する天才たちの答えを凡人の回答者があてるというものであった。質問は，全部覚えているわけではないが，「○，△，□のなかでどれが好きか」「いじめられたときの対処法」「苦手なことや弱点」「20年後に子どもに人気ナンバーワンの職業は」「あなたをふるいにかけたときに最後に残るものは」などであった。

　驚いたのは，「いじめられたときの対処法」に対するオードリー・

坂田三允
さかた みよし
多摩あおば病院看護部顧問（東京都東村山市）

Miyoshi SAKATA
TADAYOI ESSAY

タンさんの答えである。小学校2年生のとき，いつもタンさんがいちばんで，いちばんになれない子どもからいじめられたとき，3人の凡人の答えはそろって「勉強を教えてあげる」というようなものだったのだが，なんとタンさんは，ピアジェやモンテッソーリの児童心理学の本を読んで，いじめている子どもは自分に自信がないからだとわかり，自分は人を変えることはできないから，転校したと答えたのだった。小学校2年生が児童心理学？　そして「自分に人は変えられない」と思ったって？そりゃ天才だわ。

だいたい私はモンテッソーリなんて知らないぞ。ちょっと悔しいので調べてみたところ，モンテッソーリは医師であり教育家であったらしい。その教育法が現在再評価されているという。「子どもには，自分を育てる力が備わっている」という「自己教育力」の存在がモンテッソーリ教育の前提となっているのだそうだ。歩くことを教えなくても，歩こうとしたり，積極的に環境にかかわりながらさまざまな事柄を吸収していったりする姿は，子ども自身が自立に向かって，

成長・発達していこうとする姿の表れであり，この内在する力が存分に発揮できる環境と，自由が保障されたなかで，子どもは自発的に活動をくり返しながら成長していくのだと。モンテッソーリ教育の目的は，「自立していて，有能で，責任感と他人への思いやりがあり，生涯学び続ける姿勢をもった人間を育てる」ことと説明されていた。

目的はすばらしい。たしかにわが家のひ孫たちを見ていると，積極的に環境とかかわろうとしているのかな，と思えなくもない行動が見られる。大人の目から見るとそれは単なる「いたずら」にしか見えないのだけれど……。それをとめないで自由にやらせておいたら，彼らは自分で何かを考え吸収していってくれるのだろうか。

小学生のときに学校で見た映画の1場面をいまでも時々思い出す。たぶんその映画は親向けのものだったのではないかと思うのだが，丸坊主の男の子が家のちゃぶ台でおしゃもじをもっていろいろなところをコンコンとたたく。するとお母さんが叱る。そこで，「子どもはそうやって音の違いを学ぶのだから，お母さんは叱らないでくだ

さい」というようなナレーションが入る。家に帰ってから母にその映画の話をしたことも覚えている。そのとき，母がなんと言ったのかまでは思い出せないのだが，母がその話のすべてを肯定したわけではなかったのではないだろうか。いまの私は，そういうことをするのはお行儀が悪いという価値観をもっているのだから。

でも，お行儀がいいとか悪いとか，そういう価値観は社会的なものだ。社会的な価値観は，当然，文化や時代を反映する。昔は，「食事中にしゃべってはいけない」という価値観で育てられた人もいるし，「女は男の人の3歩後ろを歩きなさい」と教えられた人もいた。「女性というにはあまりにお年をとられた方」という表現をどう評価すればいいのだろうとも思う。

天才っていうのは，もって生まれた素質なのだと思う反面，おしゃもじでいろいろな音を見つけ楽しんでいた男の子が叱られることなく育っていったら，すばらしい音楽家になったり，天才と呼ばれるような物理学者になるということもあるのかもしれないな～と思わないでもない。

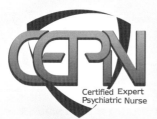

精神科認定看護師 実践レポート

14

オンラインによる家族教室開催の取り組み
コロナ禍でもつながりを求めて

昭和大学附属烏山病院
（東京都世田谷区）
精神科認定看護師
橘 聡子
たちばな さとこ

対面式からオンライン開催への挑戦

　昭和大学附属烏山病院（以下，当院）では2017（平成29）年度から，院内で医療者主催の家族教室を開催していました。この家族教室は特に疾患名にはこだわらず，希望する方はどなたでも参加できます。2018（平成30）年から私は運営に携わっていましたが，2020（令和2）年2月より新型コロナウイルス感染症の影響により開催が困難な状態となりました。1回目の緊急事態宣言においては地域の事業所も閉鎖を余儀なくされ，患者様やご家族の孤立が懸念される状況となりました。

　そのなかで，ともに家族教室を運営していた医師よりオンラインによる家族教室開催の相談を受けました。そのきっかけは，当事者の方からの「コロナになって死んでしまう可能性よりも，スリップして自殺してしまう可能性のほうが高いからコロナになるリスクだけでプログラムをやめないでほしい」という言葉です。私は，病院として感染症対策をどのようにするかということばかりに気をとられていたのではっとしました。社会全体が行動を制限されているなか，

病院は入院機能もあり24時間稼働しています。地域貢献という意味も含め，病院が役割を果たすときだと感じました。

　オンラインでの家族教室を開催するにあたり，運営スタッフが考えるいちばんの懸念は，インターネット回線の使用によるプライバシーや個人情報の問題に関してでした。インターネット回線を使用する場合，録画されたものが流出する可能性や，外部からの侵入（ハッキング）という懸念もありました。しかし，対面方式での家族教室がいつ再開できるかもわからない社会情勢のなか，やらないという選択肢はありませんでした。精神科認定看護師としての役割は「やるか，やらないか」ではなく，「どうしたらできるか」という議論ができるようスタッフの背中を押すことだと考えました。

オンライン家族教室の概要

　ついに2020年5月よりZoomを利用して家族教室を再開することになりました。毎月1回，平日の18時から20時に開催しています。問題となっていたプライバシーに関しては，私たち

の技術では外部から侵入されたときに，それを予防することや侵入に気づくことすらできない可能性があるので，できる限り個人情報を出さないという対応をとり，ご家族はカメラ機能をオフにし，名前もニックネームによる匿名でご参加いただくことで病院の許可を得ました。参加対象は，当院外来通院・入院中の患者様のご家族です。当事者として患者様にもご参加いただいています。また，病院スタッフ（主に医師・看護師・精神保健福祉士・作業療法士）だけでなく，地域の支援者も参加しています。

　テーマはあらかじめ決まったものはありません。私が担う役割の1つに，毎月のアンケートを集計し，翌月のテーマを提案・決定するということがあります。アンケートの内容としては，参加者の属性，家族教室の満足度，そのほか自由記載で「家族教室で参考になったこと」「今後，不安に感じていること」や「当事者に聞いてみたいこと」などを聞いています。運営の打ち合わせはすべてメールを活用していますので，断定的になりすぎずにほかのメンバーも意見を発信しやすいよう，私自身の迷いや悩みをそのまま共有したり，いくつかの選択肢を提示することで議論の余地をもたせることを心がけています。テーマは，疾患について学ぶよりも患者様とのかかわりにおいて直面する困難な状況について，みなで対処方法を考えられる内容を意識しています（表1）。

　開催当初はカメラ機能オフで顔の見えない状況と，慣れない操作によりスタッフが一方的に話をする講義形式の内容が多かったのですが，2月の家族教室では参加者を小グループに分けるブレイクアウトルームの機能を活用し，コミュニケーション実践編としてロールプレイのよ

表1　家族教室テーマ（一部）

日程	テーマ
①2020年6月	医師から退院と言われたとき〜入院生活から退院後をつなぐ支援〜
②8月	死にたいと言われたとき
③2021年2月	コミュニケーションがうまくいくとき・いかないとき　実践編
④3月	病気を受け入れること〜前向きに生きる〜

うなグループワークも行うことができました。Zoomの操作に慣れるとともに，内容も少しずつブラッシュアップされています。

　実際に家族教室で行われる内容として，前半はテーマにそった支援者による講義，後半は質疑応答や自由に悩みを共有できる時間としています。コミュニケーションをテーマにした会では，息子とうまくいかないという親の立場の悩みに対して，家族・当事者・支援者の立場を超えて，同じ経験をもつ人が親の立場や息子・娘の立場から共感し，体験を語るやりとりがなされました。社会資源の使い方や支援の内容については支援者が情報を提供することもありますが，困難な状況への対処方法については解決して答えを導くというよりは，支援者も当事者性を大切にして参加者全員でともに考え，前に進んでいく場という空間になるように心がけています。

オンライン開催後の変化

　オンライン開催になったことで，家族教室にはじめてご参加される方が増えました。アンケート結果では内容の満足度は対面方式での開催

と比較して若干低い値を示していますが，オンラインの手軽さや匿名による話しやすさから，今後もオンラインでの開催を希望する声が圧倒的に多い状況です。

参加スタッフにも変化が生じました。これまで院内での対面方式では参加できなかった短時間勤務や休みのスタッフが，自宅から参加するようになりました。ご家族用のお知らせとは別に，スタッフ向けのポスターも毎月作成し，研修の場も兼ねて参加を募っています。ご家族とのつながりを求めて始めたオンライン家族教室でしたが，院内の精神看護専門看護師や感染管理認定看護師といったスペシャリストとの協力体制のほか，院外の就労継続支援事業所や訪問看護師の方々に講義を担当していただくことで，支援者同士のつながりを広げられる場にもなっています。

今後の発展に向けて

当院でのオンラインによる家族教室の試みは，移動時間の省略，匿名性という利点により，参加への心理的なハードルが下がり，家族教室へのアクセスを容易にしたという効果があったと考えます。一方で匿名による参加には，病棟でのケアやアフターフォローがしづらいというデメリットがあります。今後は入院時や面会時のご家族への声かけを強化し，直接的なケアと結びつけていく仕組みが必要です。

また，オンラインによる家族教室はインターネット環境などの事情により，参加にいたっていないご家族もいることが考えられます。対面

とオンラインを組み合わせる方法や，いまでも地域で埋もれ，孤立してしまっているご家族や当事者の方への新たな支援の創造が精神科認定看護師の役割として求められていると考えています。地域で孤立してしまっているご家族へアプローチする方法を考えたとき，家族教室には地域の支援者の方も参加してくださっていることが1つのポイントです。参加者は原則当院の患者様のご家族としていますが，地域で支援する方に家族教室への参加が必要と考える方がいらっしゃれば対象を拡大することも検討します。そこから地域の支援者とのネットワークも広げられる可能性があります。そして，こうした取り組みを全国に広げていくため，私たちの実践を発信することも重要です。どなたでも見学・参加できますので，これを読んで興味をもたれる方がいらっしゃったらとてもうれしく思います。

患者様もご家族も支援者も，同じように悩みを共有し，誰もが安全に話せる「場」を大切に今後も継続していきたいと思います。取り組みが，これからオンラインの心理教育を始めたいと考えている方の助けになれば幸いです。

本実践報告は，第27回日本精神科看護専門学術集会で発表した内容をまとめたものです。

●昭和大学附属烏山病院家族教室のご案内
当院の家族教室にご参加希望の方は下記のメールアドレスよりお申し込みください。
【お問い合わせ先】
E-mail：k-kouhou@ofc.showa-u.ac.jp
＊件名に「家族教室参加希望」とご記載のうえご連絡ください。

情報コーナー

精神科認定看護師をめざす方のための説明会開催

●**精神科認定看護師の生の声を聞くチャンス！**

　これから精神科認定看護師の資格取得をめざす方などを対象にした説明会をライブ配信します。資格を取得するプロセスでは単に知識を高めるだけでなく，さまざまな気づきを得ることができます。このライブ配信は，精神科認定看護師が資格を取得しようと思った動機や精神科認定看護師が担っている4つの役割（実践，相談，指導，知識の発展）について，現場で行われている実践を報告します。そのほか，看護管理者による精神科認定看護師の活用についても報告があります。

　また，2020（令和2）年の新型コロナウイルス感染症の感染拡大により，2021年度は精神科認定看護師教育課程の実施方法を大幅に見直し，資格取得の研修会はWebでの講義をライブ配信しています。さらに，精神科認定看護師制度は2023（令和5）年度に制度改正を行いますので，2021年度の受講資格審査は8か月コースのみの募集となります。精神科認定看護師制度の概要や最新情報など，これから資格取得をめざす方や，看護管理者の方に役立つ情報を提供いたします。どなたでもお気軽にご参加ください。

●**精神科認定看護師をめざす方のための説明会**

日時：2021年6月26日（土）　13：00〜15：00
開催方法：ライブ配信（Zoom）
申し込み方法：日本精神科看護協会ホームページの「研修会のご案内」からアクセス
参加費：無料
主な内容：精神科認定看護師制度の概要，精神科認定看護師実践報告，精神科認定看護師の活用など

精神科認定看護師制度のお問い合わせ先：日本精神科看護協会　認定事業担当
TEL：03-5796-7033　FAX：03-5796-7034
QRコードからアクセス
http://www.jpna.jp/education/certified-nurse.html

月刊 精神科看護
THE JAPANESE JOURNAL OF PSYCHIATRIC NURSING

NEXT ISSUE
次号予告

2021年 5月 20日発売

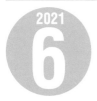

2021 6

特集

薬物療法レベルアップ
―医師の処方を読み解く

処方決定までの医師の思考のプロセスを知る
同じ疾患名なのになぜ「この薬」が選択されるのか① (抗精神病薬)
同じ疾患名なのになぜ「この薬」が選択されるのか② (抗うつ薬／睡眠薬)
「なぜ減らした」「なぜいま増量」―処方変更の意図を共有し観察ポイントを明確にする

EDITING POST SCRIPT

◆桜が咲いたと思ったらいつの間にか葉桜となり, ずいぶんと駆け足の春だったような気がします。さて, 5月号から新連載「CVPPPがめざす新しい関係性」がスタートしました。ダイジェストマニュアルに引き続き, ご担当は下里誠二先生。精神科看護における患者と看護師の関係性について, 根源に触れるような, 思索を深めていく内容です。どうぞお楽しみに。何事においても,「現実ではそう簡単にいかない」ということはよく言われます。悲しいかな, たしかに事実ではあり, よくよく感じることでしょう。しかし, わずかでも, 一歩だけでも進んでみれば景色が変わることもあるかもしれません。連載が, その一歩の力になるよう祈るばかりです。 (C)

◆今月の特集は認知症ケアにおける臨床推論を紹介しています。患者の状態をとらえ言葉として処理された内容の確からしさは, 患者に対する観察に支えられています。ただ, この観察という行為はつくづく奥深い。見えていることと, 観察は異なるだろうと思います。単に見ることを観察まで引き上げるのは, 注意や集中に加えて,「関心 (力)」ではないでしょうか。では, この関心の能力はどのように涵養されるのか。感覚的にいえば, それは「自分以外の誰かが何かに対して示す関心に触れ続ける」ということではないかと考えます。臨床での看護教育ではいえば自分の患者への関心を後輩に対して明に暗に示し続ける, というのが有効ではないかと思いますが, いかがなものでしょう。 (S)

STAFF

◆月刊『精神科看護』編集委員会 編
　金子亜矢子(一般社団法人日本精神科看護協会)
　小宮浩美(千葉県立保健医療大学健康科学部)
　佐藤恵美子(一般財団法人聖マリアンナ会東横惠愛病院)
　早川幸男(一般社団法人日本精神科看護協会)
　中村博文(茨城県立医療大学保健医療学部)
◆月刊『精神科看護』サポートメンバー
　小原貴司(医療法人昨雲会喜多方飯塚病院)
　澤越鈴菜(医療法人明心会柴田病院)
　澤田恭平(医療法人明心会柴田病院)
　鈴木 遥(医療法人昨雲会飯塚病院)
　馬場大志(医療法人昨雲会喜多方飯塚病院)
　濱田真理子(医療法人勢成会井口野間病院)
　三並淳一(医療法人社団翠会成増厚生病院)
　宮﨑 初(第一薬科大学看護学部)
　森 優(医療法人勢成会井口野間病院)
　吉山直貴(医療法人誠心会あさひの丘病院)
　米山美穂(長野県立こころの医療センター駒ヶ根)
◆協力　一般社団法人日本精神科看護協会
◆EDITOR　霜田 薫／千葉頌子
◆DESIGNER　田中律子／浅井 健
◆ILLUSTRATOR　BIKKE
◆発行所
　(株) 精神看護出版
　〒140-0001 東京都品川区北品川1-13-10
　　　　　　　ストークビル北品川5F
　TEL.03-5715-3545／FAX.03-5715-3546
　https://www.seishinkango.co.jp
　E-mail　info@seishinkango.co.jp
◆印刷　山浦印刷株式会社

2021年5月号　vol.48 No.5 通巻345号
2021年4月20日発行
定価1,100円(本体価格1,000円＋税10%)
ISBN978-4-86294-249-4

精神科看護

定期購読のご案内　月刊「精神科看護」は定期購読をおすすめします。送料, 手数料は無料でご指定のご住所へお送りいたします。バックナンバーからのお申し込みも可能です。購読料, 各号の内容, 申し込み方法などは小社webサイト(https://www.seishinkango.co.jp/) をご確認ください。

「精神科看護」定期購読申し込み用払込取扱票

平素はご愛読いただき、誠にありがとうございます。本票にて定期購読のお申し込みを承ります。書店にて定期購読をお申し込みされる場合は、この払込取扱票は使用しないようにお願いいたします。なお、下記の定期購読料には送料、消費税が含まれております。

◆2021年12月31日まで、下記の購読料となります。

【お問い合わせ】精神看護出版 営業企画部　TEL：03-5715-3545　e-MAIL：info@seishinkango.co.jp

---

払込金受領証

口座番号	0 0 1 5 0 - 6 2 9 9 0 8
加入者名	株式会社 精神看護出版
金額	
払込人住所氏名	
料金	
特殊取扱	

受付局日附印

記載事項を訂正した場合は、その箇所に訂正印を押してください。

切り取らないで郵便局にお出しください。

払込取扱票

02	東京	
口座番号	0 0 1 5 0 - 6 2 9 9 0 8	
加入者名	株式会社 精神看護出版	

金額　百十万千百十／千百十円　料金　特殊取扱

通信欄

「精神科看護」定期購読申し込み（12ヵ月分・税込）

　　年　　月号　通巻　　号より

注）□内に✓をつけてください。
注）この払込取扱票は、定期購読専用です。

□増刊号あり 15,400円
□増刊号なし 13,200円
申込みます。

©2021年増刊号
タイトル：「精神科訪問看護 Part2（仮）」

＊2021年12月31日まで有効

払込人住所氏名

□自宅　□勤務先
ご住所　〒
ご施設名
お名前
TEL　ー

通常払込料金加入者負担

受付局日附印

裏面の注意事項をお読み下さい。（郵政事業庁）（私製承認東第39998号）

これより下部には何も記入しないでください。

※記入いただいたお客様の個人情報は、ご注文商品の送付や小社のサービス提供、改善の目的以外に使用することはございません。

この受領証は、郵便局で機械処理をした場合は郵便振替の払込みの証拠となるものですから大切に保存してください。

（ご注意）
この払込書は、機械で処理しますので、本票を汚したり、折り曲げたりしないでください。

・この払込書をお預けになるときは、引替えに頂り証を必ずお受け取りください。

・ご不明な点がございましたらリーダイヤル（0120−108420）へお問い合わせください。

（郵政事業庁）

この払込取扱票の裏面には、何も記載しないでください。